AF827946

Jahn Georg Sebner-Brüx

Darum prüfe, wer sich ewig bindet ...

AUTISMUS

STUDIEN, MATERIALIEN UND QUELLEN

herausgegeben von Brita Schirmer

Band 33

Jahn Georg Sebner-Brüx

Darum prüfe, wer sich ewig bindet ...

Emotionen, Ehe und Elternschaft im Leben eines Asperger-Autisten

WEIDLER Buchverlag

Titelbild:
Hans Jürgen Boxberger: Kettenbrücke über die Regnitz in Bamberg, 2020

Für meine Frau und meinen Sohn

Printed in Germany

ISBN 978-3-89693-752-0
www.weidler-verlag.de

Inhalt

Vorwort 7

Einführung – Was es bedeutet, Asperger-Autist zu sein 13

Kapitel 1:
Sexualität: Wohin mit den Hormonen? 17

- Die Farbe Blau 17
- Zoo der Pubertiere 19
- Schmetterlinge im Bauch 24
- Das Wesen von einem anderen Stern 28
- Wechselbad der Gefühle 32
- Lektion 1: Zweiklassengesellschaft 37
- Lektion 2: Wie ein „Ja“ gleichzeitig ein „Nein“ sein kann 40
- Lektion 3: Wie man gute Chancen erfolgreich verspielt 44
- Vorläufige Bestandsaufnahme 49
- Klappe! Die zweite! 50
- Sirenenalarm! 52
- Turgenjew, Theater und Transatlantik 54
- Flirt oder Liebe? 58
- Ménage à trois – mit zwei Begleiterinnen auf Reisen 65
- „Sie sucht ihn“ – Partnersuche per Annonce 69
- … dann hat es ZOOM gemacht! 75
- Der Verlust der „Unschuld“ 79
- Krisen, Kräche und Krawall 81
- „In jedem Ende liegt ein neuer Anfang“ 83
- Der Funke springt über 84
- Mit Haut und Haaren 87
- Einzug in Aphrodites Tempel 89
- Das Feuer erlischt – beinahe 92

Kapitel 2:
Beziehung, Partnerschaft, Ehe – gemeinsam leben in getrennten Welten 95

- Himmelsmechanik 95
- Partnerschaft als win-win-Konstellation 95
- Das verflixte siebente Jahr 98
- Good Vibrations 100
- Endlich frei! 103
- Von Körbchen und anderen Maßeinheiten 105
- Vater werden ist recht schwer… 108

Ja, ich will! 112
Turbulenzen 114

Kapitel 3:
Vaterschaftsprobleme oder: Vater schafft Probleme? 119
Erste Begegnung im „Kreischsaal“ 119
… Vater sein um vieles mehr 126
Wie sag ich’s meinem Kinde? 130

Kapitel 4:
Platons Symposium – Analyse und Selbstreflexion 133

Zu guter Letzt 161

Danksagung 163

Literaturangaben 165

Vorwort

Bis vor wenigen Jahren galt Autismus als ein seltenes Phänomen. Heute wissen wir, dass die Häufigkeit von Autismus wesentlich höher ist, als bisher angenommen wurde. Nach internationalen Studien liegt derzeit die Prävalenz bei mindestens 1 %. So wird in Bezug auf Deutschland bei 100 Neugeborenen mit einem autistischen Kind gerechnet. Damit ist aber nicht gesagt, dass Autismus tatsächlich zugenommen hat.

Häufig ist von einer „Modeerscheinung" die Rede. Diesbezüglich wird vor allem auf Elternwünsche verwiesen, ihre Kinder bei einer starken Entwicklungsverzögerung nicht als „geistig behindert" sondern als „autistisch" zu diagnostizieren, um ihnen dadurch bessere Unterstützungsleistungen zu ermöglichen. Ferner wird Autismus im Unterschied zu früheren Zeiten stärker von den Medien aufgegriffen und somit in der Öffentlichkeit wahrgenommen.

Neben diesem künstlichen Charakter gibt es Erkenntnisse, dass Autismus in den letzten 30 Jahren viel zu selten erkannt und diagnostiziert wurde. Dies hängt damit zusammen, dass Autismus all die Jahre zu sehr auf die „Erstbeschreibung" des Kinderpsychiaters Leo Kanner (1896-1981) fokussiert und einseitig – nur im Lichte von Defiziten – ausgelegt wurde. Dass dies nicht in seinem Interesse war, wurde ignoriert.

Darüber hinaus wurden aber auch zwei andere „Erstbeschreibungen" übergangen, zum einen die der russischen Kinder- und Jugendpsychiaterin Grunja E. Ssucharewa (1891-1981) und zum anderen die des Wiener Kinder- und Jugendpsychiaters Hans Asperger (1906-1980). Ssucharewas Texte waren bis vor kurzem schwer zugänglich und werden daher noch selten zur Kenntnis genommen. Aspergers Schriften waren deutschsprachig und wurden erst um 1980 durch die britische Kinderpsychiaterin Lora Wing ins Englische übersetzt und der internationalen Fachwelt bekannt gemacht. Daraufhin wurde ab den 1990er Jahren in den beiden weltweit anerkannten Klassifikationssystemen ICD-10 und DSM-IV neben dem von Kanner abgeleiteten „Frühkindlichen Autismus" (oft auch als „klassischer Autismus" bezeichnet) und einer „nicht näher bezeichneten tiefgreifenden Entwicklungsstörung" das sogenannte „Asperger-Syndrom" aufgenommen.

Gleichwohl war bereits für L. Wing eine klare Unterscheidung der Autismus-Bilder nicht überzeugend. Tatsächlich ergaben sich diagnostische Schwierigkeiten und Unsicherheiten; und bis heute begegnen wir Personen, die im Laufe ihres Lebens unterschiedliche Behinderungs- und Autismus-Diagnosen erhielten. Hinzu kam, dass in Ergänzung zu den bisherigen

Autismus-Bildern noch eine Unterscheidung in einen „hochfunktionalen Autismus“ und einen „niedrigfunktionalen Autismus“ vorgenommen wurde. Beide Beschreibungen gelten als Subkategorien des „Frühkindlichen Autismus“. Als „niedrigfunktional“ werden all jene autistischen Personen bezeichnet, die die Symptomatik des „Frühkindlichen Autismus“ in stark ausgeprägter Form und sehr geringe sprachliche Fähigkeiten zeigen; zudem wird ihnen eine intellektuelle Entwicklungsbeeinträchtigung (geistige Behinderung) (IQ < 70) nachgesagt. Es sind aber längst nicht alle „niedrigfunktionalen“ Autist*innen zugleich intelligenzbeeinträchtigt. Viele werden in ihrer Intelligenz unterschätzt.

40 % bis 50 % aller autistischen Menschen weisen eine unterdurchschnittliche Intelligenz auf. Grundsätzlich gibt es keine enge Verbindung zwischen Autismus und niedriger Intelligenz. Vielmehr reicht die Intelligenzspanne autistischer Menschen von einer schweren kognitiven Beeinträchtigung bis hin zu einer signifikanten Hochbegabung.

Den sogenannten „hochfunktionalen“ Autist*innen werden gute verbale Fähigkeiten und eine überdurchschnittliche Intelligenz nachgesagt. Ferner gilt der „hochfunktionale Autismus“ als eine leichte Erscheinungsform, die dem sogenannten Asperger-Syndrom ähnelt und sich am ehesten durch das Fehlen motorischer Auffälligkeiten unterscheiden lässt. Das hat zu weiteren Irritationen geführt, indem es nicht wenige Fachleute gibt, die beide Begriffe im Hinblick auf autistische Erwachsene synonym benutzen. Dieser Schritt kommt der Erkenntnis nahe, dass bei einem genauen Studium der drei „Erstbeschreibungen“ mehr Gemeinsamkeiten als Unterschiede in der Betrachtung und Auslegung autistischer Merkmale und autistischen Verhaltens sichtbar werden.

Insofern wurde in den letzten 15 Jahren die bisherige Einteilung von Autismus in verschiedene Bilder zusehends infrage gestellt. Von hier aus war der Schritt nicht weit, das Autismuskonzept gänzlich zu überarbeiten. So sind mit dem derzeit gültigen Klassifikationssystem DSM-5 der US-amerikanischen Psychiatriegesellschaft unter dem Leitbegriff „Autismus Spektrum Störung“ die bislang bekannten Autismus-Bilder abgeschafft und ihre wesentlichen Kriterien zusammengefasst und in ein neues System zur Erfassung von Autismus eingearbeitet worden. Ebenso ist das Klassifikationssystem ICD-11 der Weltgesundheitsorganisation, welches soeben eingeführt wird, diesem Schritt gefolgt.

Interessant sind die Reaktionen auf diese Entwicklung. Begrüßt wird die Neuerung von vielen Elternvereinigungen im angloamerikanischen Sprachraum (v.a. USA), in denen sogenannte Asperger- oder hochfunktionale Autist*innen gegenüber Personen mit „klassischem Autismus“ bislang eher selten staatliche Unterstützungsleistungen erhielten. Zugleich gibt es aber auch Stimmen, die mit Blick auf empirische Studien auf die Gefahr hinweisen, dass Personen mit einer „nicht näher bezeichneten tiefgreifenden Entwicklungsstörung“ oder einem „atypischen Autismus“ durch die DSM-5 Klassifikation der „Autismus-Spektrum-Störung“ unzureichend erfasst würden. Vorbehalte äußeren ebenso einige Erwachsene, die mit dem „Asperger-Syndrom“ diagnostiziert wurden, an einer Abgrenzung zum „klassischen Autismus“ festhalten möchten und darauf verweisen, dass die Subsumierung ihrer autistischen Merkmale unter der Störungsperspektive ein Rückschritt sei.

Dass im Unterschied zum „Asperger-Syndrom“ die neue Bezeichnung „Autismus-Spektrum-Störung“ allzu leicht zu negativen Konnotationen verleitet, ist nicht zu leugnen. Dies wird gleichfalls im Lager des Autistic Self-Advocacy Network (ASAN) gesehen, das gegenwärtig die weltweit einflussreichste Selbstvertretungsorganisation bildet. Dennoch steht das ASAN Positionen kritisch gegenüber, die an der Abgrenzung zwischen dem „klassischen Autismus“ und „Asperger-Syndrom“ festhalten. Das ASAN möchte kein „Elitedenken“ im Kontext von Autismus und hält es für wichtig, alle Menschen im Autismus-Spektrum zu repräsentieren und zu vertreten. Ferner legt es Wert auf die Berücksichtigung der wissenschaftlichen Erkenntnisse, die unter anderem aus dem genauen Studium der „Erstbeschreibungen“ hervorgehen.

Vor diesem Hintergrund wird die Neuerung durch das DSM-5 als ein Weg in die richtige Richtung betrachtet. Neben der Spektrums-Perspektive und Aufnahme von Hyper- und Hyposensibilitäten werden jedoch auch Schwächen vermerkt, zum Beispiel die unzureichende Berücksichtigung sprachlicher und motorischer Auffälligkeiten sowie die Vernachlässigung der Frage nach geschlechtsspezifischen Besonderheiten. Ferner wird die grundsätzliche Defizitorientierung und insbesondere die negative Sicht in Bezug auf repetitives Verhalten, Interessen und Aktivitäten kritisiert.

Autismus ist nämlich aus der Betroffenen-Sicht weder eine psychische Krankheit noch per se eine tiefgreifende (Entwicklungs-)Störung. Vielmehr gilt Autismus als Ausdruck menschlichen Seins. Daher wird der neue Fachausdruck „Autismus-Spektrum-Störung“ gleichfalls wie die Variante „Mensch mit Autismus“ abgelehnt. Bevorzugt werden der neutrale Begriff des Autismus-Spektrums und Bezeichnungen wie Menschen aus dem Autismus-Spektrum, Autist*innen oder autistische Personen. Einige international renommierte Autismusforscher*innen (z.B. Simon Baron-Cohen) haben auf diese Kritik reagiert, indem sie mittlerweile von autism spectrum condition sprechen. Damit sollen negative Zuschreibungen vermieden und neben Schwierigkeiten auch besondere Stärken berücksichtigt werden.

Diese Sicht ist keineswegs neu. Denn schon L. Kanners und insbesondere H. Aspergers Blick auf Autismus war nicht nur einseitig auf Defizite oder Fehlverhaltensweisen ausgerichtet. So lesen wir bei H. Asperger in seiner 1944 veröffentlichten Schrift über autistische Personen, „dass in jedem Charakter Vorzüge und Mängel Ausfluß derselben Wesenszüge sind, daß Positives und Negatives zwei Seiten sind, die man nicht ohne weiteres voneinander trennen kann". Zu diesen „Doppelcharakter" von Autismus haben in den letzten Jahren viele autistische Persönlichkeiten wertvolle Beiträge geleistet, die zum besseren Verstehen von Autismus sowie zu Veränderungen der Sichtweisen geführt haben.

Genau an dieser Stelle knüpft der Autor mit seinem Buch an, das sich nahtlos in die Fundgrube autobiografischer Schriften einreihen lässt. Ihr Wert kann nicht hoch genug eingeschätzt werden – sind es doch autistische Menschen, die als „Expert*innen in eigener Sache" sowohl der Fachwelt als auch der nichtautistischen Öffentlichkeit plastisch vor Augen führen, was Autismus wirklich bedeutet.

Erfreulich ist, dass immer mehr Fachleute aus den verschiedenen Fachdisziplinen und der Forschung den besonderen Wert der Innensichtweisen erkennen und sich darauf einstellen. Vor diesem Hintergrund stellt die vorliegende Schrift eine wichtige Bereicherung dar, indem sie uns als Leser*innen einlädt, an der Lebenswirklichkeit und Welt intimer zwischenmenschlicher Beziehungen, sexueller Erfahrungen, Erlebnisse und Gefühle eines autistischen Mannes teilzuhaben. Darüber ist bislang sehr selten geschrieben worden, und mir sind keine Schriften bekannt, die sich so authentisch, ehrlich, offen, unbefangen und freimütig dazu äußern. So werden persönliche Erfahrungen und intimste Gefühle preisgegeben, die üblicherweise der Außenperspektive verschlossen bleiben. Der Autor gewährt uns einen ausgesprochen detaillierten Einblick in ein „Leben als Mensch auf Partnersuche, als Ehemann und als Familienvater", das vom autistischen Sein fühlbar durchdrungen wird. Seine vorgestellte Lebensgeschichte fokussiert den Wunsch und das Verspüren des Bedürfnisses eines (jungen) Mannes, sich auf eine partnerschaftliche Beziehung einzulassen und eine Familie zu gründen.

Auf der Suche nach einer passenden Partnerin stößt er jedoch immer wieder auf Probleme, Missverständnisse, Fehlinterpretationen und Hindernisse, die von seinem autistischen So-Sein nicht losgelöst betrachtet werden können. Das betrifft zum Beispiel ein gewisses Maß an Reizempfindlichkeit, eine ihm nachgesagte Selbstgefälligkeit, mitunter auch Unhöflichkeit, seine soziale Distanziertheit und auf „Sparflamme gehaltene Kontaktpflege" zu seinen Mitmenschen, seine Selbstbezüglichkeit und einen vermeintlichen Mangel an „kognitiver Empathie“ oder sein rationales, logisches Denken, das zu einer Fehleinschätzung und kurzzeitig riskanten Situation führt, wo er als Vater seinem dreijährigen Sohn regelkonformes, eigenständig-verantwortliches Verhalten unterstellt.

Zugleich haben wir es aber auch mit spezifischen Stärken zu tun, die seine Zuverlässigkeit, Ehrlichkeit und Aufrichtigkeit, sein Durchhaltevermögen, seine Analyse- und Selbstreflexionsfähigkeit, sein Schreibinteresse und schriftliches Ausdrucksvermögen sowie seine routinemäßig durchgeführten Handlungen betreffen, welche ihm ein Gefühl der Sicherheit vermitteln.

Andererseits werden ebenso nichtautistische Personen mit vielen der beschriebenen Schwierigkeiten konfrontiert, so dass diesbezüglich ein gewisses Maß an Normalität durchschimmert. So stellt beispielsweise eine Beziehungspflege über eine Entfernung von mehr als fünfhundert Kilometer auch für nichtautistische Menschen eine logistische Herausforderung dar, die zugunsten des Zusammenlebens zur Auflösung eines unbefristeten Arbeitsverhältnisses und zu einem Wohnortwechsel führen kann. Allerdings dürfte ein „kompletter Neuanfang“ vielen nichtautistischen Menschen leichter fallen als autistischen Personen.

Gleichwohl sind an vielen Stellen der Schrift die Grenzen zwischen einem autistischen und nichtautistischen Verhalten und Erleben fließend. Das mag irritieren, verunsichern und diagnostische Einschätzungen und Urteile erschweren. Erst im Jahr 2010, als sein Sohn 10 Jahre alt war, wurde bei dem Autor das sogenannte Asperger-Syndrom diagnostiziert – und dies dank seiner Frau, der seit Beginn der Partnerschaft seine wohl autismustypischen, „merkwürdigen Verhaltensmuster“ aufgefallen waren.

Wenngleich sich die meisten Personen, bei denen erst im Erwachsenenalter der Autismus festgestellt wurde, durch diese Diagnose bestätigt und erleichtert erleben, lassen sich durch klinische Diagnosekriterien die persönlichen Erfahrungen autistischen Seins nicht ansatzweise erfassen. Das führt uns der Autor deutlich vor Augen, dessen Innensichtweisen wesentlich zur Aufklärung, Überwindung von Vorurteilen, Klischees oder Mythen über Autismus beitragen. Darauf legt er großen Wert. Er sieht sich nicht als Opfer des Autismus, macht aber deutlich, dass es keineswegs einfach gewesen ist und ein steiniger Weg war, zur einer Partnerschaft zu gelangen und eine Familie zu gründen. Zugleich weist er darauf hin, „nicht nur durch ein vermeintliches Defizit wie das Asperger-Syndrom behindert zu sein“, sondern „auch und vor allem durch die Gesellschaft behindert zu werden“. Für manche ist dies ein Boden für psychische Störungen; und unter gesellschaftlicher Diskriminierung und Ablehnung leiden weitaus mehr autistische Menschen als unter ihrem Autismus. Dieser erzeugt im Allgemeinen keinen Leidensdruck, wohl aber können einzelne autistische Merkmale oder Momente wie zum Beispiel eine Hypersensibilität oder mangelnde Intuition zu leidvollen Erfahrungen führen.

Anstatt Autismus von vornherein zu pathologisieren sollte er vielmehr im Lichte von negativen Zuschreibungen und Interdependenzen betrachtet werden. So sind es zum Beispiel nicht nur autistische Personen, denen die Einfühlung in nichtautistische Menschen schwer fällt. Ebenso haben nichtautistische Personen ein Empathieproblem, wenn sie sich nicht in autistische Menschen hineinversetzen können. Von hier aus ist der Schritt zu einer verstehenden und funktionalen Sicht von Autismus nicht weit, die dort durchschimmert, wo für den Autor zum Beispiel (Blues-)Musik aus der Zeit als Jugendlicher und junger Erwachsener sowie Routinehandlungen, das Pflege eines Tagebuchs, der Beruhigung, geistigen Sammlung, dem Bedürfnis nach Sicherheit sowie der Prävention und Kompensation von Stress dienen.

Abgerundet wird die vorliegende Schrift durch eine „fiktive Diskussion des Autors mit seinen „Partnerinnen“, die (wiederum) ein hohes Maß an Selbstreflexion durchschimmern lässt.

Insgesamt betrachtet hat der Autor damit ein spannendes, unterhaltsames und zugleich niveauvolles Werk verfasst, das vermutlich viele Leser*innen fesseln und in den Bann ziehen wird. Freilich sollten wir uns bei der Lektüre darüber bewusst sein, dass uns der Autor stets seine persönlichen Lebenserfahrungen und Sichtweisen vor Augen führt, die sich angesichts ihrer Einzigartigkeit nicht unvermittelt und unreflektiert auf andere Erwachsene aus dem Autismus-Spektrum übertragen lassen. Eine Verallgemeinerung würde wiederum Klischees befördern, die der Autor doch zu überwinden versucht. Dies ist ihm meines Erachtens hervorragend gelungen. Daher wünsche ich mir, dass das Buch auf großes Interesse stößt, und ich bin davon überzeugt, dass die Lektüre nicht nur für Fachleute ein Gewinn, sondern gleichfalls für die breite Öffentlichkeit von hohem Erfahrungswert sein wird.

Georg Theunissen
(Univ.-Prof. i. R.; Gründer des 1. Lehrstuhls für Pädagogik bei Autismus im deutschsprachigen Raum)

Einführung – Was es bedeutet, Asperger-Autist zu sein

„Das Leben mit Autismus ist kein Vergnügen", bekannte die autistische Ärztin Dr. Christiane Preißmann in einem Vortrag 2012 anlässlich eines Unternehmertages in Halle a.d. Saale. Die Medizinerin berichtete von erwachsenen Menschen, die bereits die Diagnose Autismus erhalten hatten und die über ihre Besonderheit Bescheid wissen. Ihre persönliche Einschätzung trifft umso mehr auf Menschen zu, deren autistische Veranlagung nicht oder noch nicht entdeckt worden ist. Anders ausgedrückt: das Leben mit Autismus beinhaltet mit oder ohne „Diagnose" zusätzlichen Stress. Weshalb ist das so?

Die meisten neurotypischen Menschen haben keine Vorstellung davon, was es heißt, autistisch zu sein. Sie besitzen keinen oder kaum Zugang zur sozialen Wirklichkeit von Autisten. In die Welt eines blinden, eines taubstummen oder eines querschnittsgelähmten Menschen können sie sich mit Hilfe geeigneter technischer Simulationen vorübergehend hineinversetzen lassen. Wie es sich „anfühlt, autistisch zu sein, wird keiner von ihnen je wissen" (Vero 2014, S. 23).

Stellen wir deshalb eine weniger akademische Frage mit mehr Praxisbezug: Wie gestalten sich die Leben von Menschen im Autismus-Spektrum in einer Welt, die sich auf allen möglichen Ebenen ihrer Wahrnehmung entzieht?

Beschränken wir uns im Folgenden auf jene Menschen im Autismus-Spektrum, die über eine funktionierende Sprache im kommunikativen Sinne und über eine durchschnittliche, häufig auch überdurchschnittliche Intelligenz verfügen. Manche Menschen mit diesem so genannten „hochfunktionalen Autismus" oder „Asperger-Autismus" entwickeln nicht selten den Wunsch oder verspüren das Bedürfnis, sich auf eine Beziehung einzulassen und womöglich eine Familie zu gründen (Schmidt 2012; Vero 2014; Boxberger 2018). Auf der Partnersuche werden sie häufig mit Schwierigkeiten und Hindernissen konfrontiert, auf die sie zunächst keine adäquaten Antworten parat haben. Ihre Reaktionen wirken auf die jeweiligen neurotypischen Partner*innen daher seltsam unbeholfen, mitunter befremdlich. „Die scheinbaren Probleme beim Benennen und Ausdrücken von Gefühlen werden von neurotypischen Menschen oft als mangelndes persönliches Interesse oder als unhöfliche Gleichgültigkeit missverstanden." (Boxberger 2018, S. 21) Selbst ausgesprochen verständnisvolle Zeitgenoss*innen stoßen da früher oder später an die Grenzen ihrer Toleranz (Daniels 2015, S. 56ff.). Viele Autist*innen ziehen es deshalb vor, sich ein Leben ohne Partner*in einzurichten.

Worin bestehen nun diese Schwierigkeiten und welche Hindernisse können das sein? Lassen wir den Psychiater und Autismusforscher Ludger Tebartz van Elst zu Wort kommen:

> Je höher das Funktionsniveau und die Intelligenz von autistischen Menschen ausgeprägt sind, [umso später wird] die begriffliche Diagnose der strukturellen Besonderheit der betroffenen Personen gestellt. Denn gerade sehr hoch funktionale und intelligente, aber dennoch autistisch strukturierte Menschen verfügen über extrem hohe Kompensationsmechanismen. Der Blickkontakt wird früh und gezielt geübt, [...] sozial übliche Verhaltensweisen werden „abgeschaut" und mit extrem hoher analytischer Anstrengungsbereitschaft wird gelernt und trainiert, die eigenen Besonderheiten und die eigene strukturelle Differenz im Vergleich zur großen Mehrheit der Referenzgruppen zu verbergen. Dies bedeutet eine große, oft auch übergroße Anstrengung für die Betroffenen. Und so geraten sie immer wieder in Situationen, die für durchschnittlich strukturierte Menschen keine besondere Schwierigkeit darstellen, an ihre Grenzen, dekompensieren und reagieren in den Augen der Anderen schroff, zurückgezogen oder arrogant. Da dies gerade in solchen Situationen geschieht, die für „die Meisten" keine besondere Anstrengung darstellen wie etwa [...] soziale und lockere Veranstaltungen, ist das Verhalten für die vielen durchschnittlich strukturierten Menschen umso unverständlicher. Genau dies führt dann zu den wechselseitigen Missverständnissen, Fehldeutungen und Konflikten, die sich wie ein roter Faden durch das Leben gerade besonders hochfunktionaler autistischer Menschen ziehen. (Tebartz van Elst in Boxberger 2018, S. 8)

Ist die Diagnose gestellt, wird sie von den Betroffenen

> als Befreiung erlebt, mit großer Bereitschaft akzeptiert und geradezu als „Prädikat" gefeiert. Diese für den Kliniker alltägliche Erfahrung kann nur durch das Leid erklärt werden, welches die Verborgenheit der eigenen Struktur und die daraus resultierenden chronischen Missverständnisse und Konflikte über Jahre und Jahrzehnte verursacht hat. (Ebd., S. 11)

Mit diesen nüchternen Schlussfolgerungen eines neurotypischen Mediziners sehen wir die betrübliche Erkenntnis einer autistischen Persönlichkeit wie Frau Dr. Preißmann bestätigt: Das Leben mit hochfunktionalem Autismus ist in der Tat kein Vergnügen – jedenfalls nicht immer und nicht überall. Menschen im Autismus-Spektrum müssen sich stets einer Welt anpassen, in der sie sich nur bedingt zu Hause fühlen können („wrong-planet-syndrome"). Das ist anstrengend genug.

Über die Schwierigkeiten und Probleme von Menschen im Autismus-Spektrum, sich in der neurotypischen Welt – insbesondere in der Arbeitswelt – zurechtzufinden und zu behaupten, ist viel geschrieben und noch mehr diskutiert worden (aus der Innensicht u.a. von Boxberger 2018; Kohl, Seng, Gatti (Hrsg.) 2017; Hübner 2015; Schmidt 2014; Sünkel 2013 und aus der Außensicht u.a. von Blodig 2016, Dalferth 2015 und Fuchs 2012).

Verhältnismäßig wenig Authentisches ist hingegen bekannt über die real erlebten Widerstände und Komplikationen, aber auch über überraschend positive Erfahrungen, die den autistisch strukturierten Menschen erwarten, sobald er sich in das komplexe Minenfeld der zwischenmenschlichen Beziehung wagt. „An adäquaten Veröffentlichungen speziell zur Sexualität und zur sexuellen Entwicklung autistischer Menschen" herrscht auch heute noch ein erheblicher Mangel, konstatiert die Sexualwissenschaftlerin Lena Lache (Lache 2016, S. 9). In der Tat existieren vergleichsweise wenig Berichte autistischer Autoren über ihre Erfahrungen auf sexuellem Gebiet oder im familiären Umfeld mit eigenen Kindern (Höhn 2017; Linke 2015; Preißmann 2013; Schmidt 2012).

Menschen im Autismus-Spektrum verlieben sich eher selten, aber wenn, dann wissen sie es meist sofort und sehr genau.

Doch in einer sozialen, emotional intimen oder sexuellen Partnerschaft geht es bekanntlich nicht nur um sachliche Kommunikation mit logischen Argumenten. Dort wollen höchst anspruchsvolle Herausforderungen wie das Erkennen und Erwidern von Empfindungen und Gefühlen, das Wahrnehmen und das Aussenden von Erlaubersignalen gemeistert werden. Dort lauern Fallstricke wie Sprachverständnis, nonverbale Kommunikation durch Mimik und Gestik, intensive körperliche Nähe sowie all die kleinen Be- und Empfindlichkeiten, die einen Menschen im Autismus-Spektrum das Fürchten lehren können.

Meine persönlichen, über viele Jahre im Beziehungsminenfeld gesammelten Erfahrungen sollen einen authentischen und differenzierten Einblick gewähren in (m)ein vom Asperger-Autismus geprägtes Leben als Mensch auf Partnersuche, als Lebensabschnittsgefährte, Ehemann und Familienvater. Sie sollen dazu beitragen, dass „auch autistische Menschen als sexuelle Wesen mit entsprechenden Entwicklungspotenzialen und Bedürfnissen" gesehen und anerkannt werden (Lache 2016, S. 121).

Dieses autobiografische Buch erhebt nicht den Anspruch, ein wissenschaftliches Fachbuch zu sein. Doch kann es durchaus die Erkenntnis fördern, dass Erfahrungen und Innensichten „aus der Perspektive von Betroffenen lebensgeschichtliche Wirklichkeiten widerspiegeln und damit das Wissen um Autismus und autistisches Erleben bereichern" (Theunissen 2020, S. 11). Des besseren Verständnisses wegen wurde der fortlaufende Bezug meiner Lebensereignisse zu meinem Asperger-Autismus *durch kursiv gesetzte Textstellen* kenntlich gemacht.

Kapitel 1: Sexualität: Wohin mit den Hormonen?

Die Farbe Blau

„Männer sind schon als Baby blau", versichert Herbert Grönemeyer in einem seiner populärsten Gassenhauer. Meine Geburt im Jahr 1958 stand ohne Zweifel ganz im Zeichen jener Farbe, die auch dem Himmelsgewölbe – zumindest am Tage – zu eigen ist. Die große Lostrommel der Natur hatte meinen Chromosomensatz mit allen geschlechtlichen Attributen, die üblicherweise mit dieser Farbe assoziiert werden, zusammengemendelt.[1] Die Weichenstellung für meine spätere sexuelle Orientierung war somit zwingend vorgegeben: *Hetero* ohne Wenn und Aber. Daran hat sich bis heute nichts geändert und ich hatte nie einen Grund, mich über meine maskuline Existenz zu beklagen.

Mehr gestalterische Freiheit gestattete sich Mutter Natur an anderer Stelle meines Genoms.[2] Es sollten 52 Jahre vergehen, bis man diese Besonderheit meiner genetischen Software aufdeckte und ihr ein wissenschaftliches Etikett verpasste.[3] Doch immer schön der Reihe nach. Wir wollen nicht vorgreifen.

Mein kleinkindliches Dasein verunsicherte zunächst niemanden mit Fragen aufwerfenden Provokationen. Doch bereits im Alter von vier Jahren offenbarte sich meine mit ausgesprochen eigenbrötlerischer Attitüde ausgestattete Individualität: Ich vertrieb mir meine reichliche freie Zeit überwiegend *ohne die Gesellschaft gleichaltriger Spielkameraden.* Zuschauer oder gar Mitwirkende hätten mich bei meinen spielerischen Betätigungen nur gestört. Ich bevorzugte ohnehin Beschäftigungen, die eine Beteiligung anderer Kinder nicht zwingend erforderten. Von hyperaktiv wuselnden Wirbelwinden bevölkerte Spielplätze waren nicht mein Ding. Schrilles Kindergeschrei und das Arbeitsgeräusch einer Kreissäge waren in meinen Ohren vergleichbare akustische Heimsuchungen. Gelegentlich ein Spielkamerad im Garten oder – was noch seltener vorkam – im eigenen Kinderzimmer, dagegen war nichts einzuwenden. *Auf heimischem Territorium hatte ich alles unter Kontrolle.*

Erst mit der Einschulung 1965 änderten sich die gewohnten Revierverhältnisse grundlegend: Plötzlich sah sich der notorische Einzelgänger

---

1 mendeln: Rekombination der mütterlichen und der väterlichen Gene nach den von Gregor Mendel (1822-1884) entdeckten Gesetzmäßigkeiten.

2 Genom: Gesamtheit aller genetischen Informationen, die ein Lebewesen als Individuum definieren.

3 Asperger-Syndrom im Erwachsenenalter gemäß der Klassifikationssysteme für psychische Erkrankungen (DSM-IV und ICD-10(F84.50)).

mit der Herausforderung konfrontiert, sich in ein heterogenes Rudel integrieren zu müssen. Das konnte nur bedingt gutgehen. Mein damaliges Verhältnis zu Jungs wie zu Mädchen lässt sich denn auch am ehesten als zurückhaltend bis reserviert bezeichnen.

Meine Distanziertheit hatte handfeste Gründe: Die meisten meiner Altersgenossen flößten mir nicht nur gehörigen Respekt ein, sie machten mir mit ihrem lautstark zum Ausdruck gebrachten Imponiergehabe regelrecht Angst. Ich hatte ihrer rustikalen Kraftmeierei nichts Gleichwertiges entgegenzusetzen – außer, dass ich alle Jungs um Haupteslänge überragte. Immerhin verschaffte mir dieser Bonus einen entscheidenden Vorteil: Die Lufthoheit. Kein Altersgenosse unternahm jemals auch nur den Versuch, mich ernsthaft herauszufordern. Meine schiere Länge und die mutmaßlich überlegene Reichweite meiner Fäuste entfalteten offensichtlich genug abschreckende Wirkung. Dieser strategische Vorteil reichte aus, um meine Schulkameraden freiwillig einen gehörigen Sicherheitsabstand wahren zu lassen.

Die derben Revierkämpfe und Rangeleien der Jungs stießen mich ab. Mich gegen einen nach dem anderen durchzusetzen oder gar eine Führungsrolle zu übernehmen, kam mir nie in den Sinn. Ich gab daher recht früh in meinem Leben der vermeintlich friedfertigen, sprich weiblichen Gesellschaft den Vorzug.

Doch Vorsicht: Auch die Gegenwart von Mädchen barg mitunter das Potenzial für die eine oder die andere missliche Lage. Denn die scheinbar so sanftmütigen Mädels hatten ihre ganz speziellen Marotten, vor denen ich mich hüten musste. Wenn sie mir bei ihren Rollenspielen körperlich zu nahe kamen und mich beim Spiel – igitt! – berührten, suchte ich verstört mein Heil in schleunigster Flucht. In solchen Momenten fühlte ich mich auch in der Gesellschaft von Mädchen so unbehaglich wie ein Pollenallergiker auf einer Gartenschau. *Angefasst zu werden war mir eben nicht immer und nicht überall willkommen.*[4] Wenn es sich einrichten ließ, vermied ich Körperkontakt, auch wenn das bedeutete, andere Menschen meiden zu müssen. Ich ahnte nicht, dass mir bald eine Lebensphase bevorstehen würde, in welcher in mir eine zweite, bisher unbekannte Natur erwachen sollte. Eine Natur, die mit der mir bisher vertrauten in stärksten Widerspruch treten sollte.

---

4 „Schon autistische Säuglinge fallen oft durch Berührungsempfindlichkeiten auf. Berührungen, vor allem wenn sie ohne Vorwarnung kommen, werden als unangenehm empfunden.“ (Carstensen 2009, S. 3)

Zoo der Pubertiere

Mit dem Wechsel von der Grundschule auf das Gymnasium (1969) änderten sich die Revierverhältnisse erneut. Während der ersten drei Schuljahre blieben wir Jungs unter uns. An höheren bundesrepublikanischen Bildungseinrichtungen war es damals noch üblich, die Geschlechter streng getrennt zu unterrichten. Die drei Parallelklassen meines Jahrganges mussten sich zunächst ohne weibliche Beteiligung durch die Flegeljahre pöbeln.

Mit der Verwandlung von einem niedlichen, menschlichen Wesen in ein Pubertier beginnt im Allgemeinen für jeden Jugendlichen ein mehr oder weniger langer Leidensweg. Pubertiere haben einiges mit holometabolen Insekten[5] gemein: Die jugendliche Gehirnmasse scheint zu einem breiigen Pamps zu zerfließen, der sich erst nach mehreren, für sämtliche Beteiligten höchst aufreibenden Jahren wieder zu einem halbwegs funktionierenden Denkapparat reorganisiert. Angeblich sollen manche Eltern während der Pubertät ihrer Kinder eine gewisse Sympathie für Tierarten entwickeln, die ihre Jungen fressen …

Während dieser stressbeladenen Phase kommen die zuvor in Lauerstellung verharrenden Keimdrüsen so richtig auf Touren. Durch die überbordende Freisetzung von Geschlechtshormonen entstehen am Körper Verwirrung stiftende Baustellen. Unappetitliche Hautunreinheiten und eine krächzende Stimme bereiten dabei noch die geringsten Probleme. Als ob aufblühende Pickel und selbstpomadisierende Haare nicht genug wären, ruft die unaufhaltsam zum Vorschein drängende, physische Verschiedenheit zwischen heranwachsenden Jungs und Mädchen eine bisher nicht gekannte Neugier nach dem jeweils anderen Geschlecht hervor.

Ehe wir uns versahen begannen sich meine gleichaltrige Kusine und ich im unwiderstehlichen Schwerefeld unserer gegenseitigen Neugier zu umkreisen. Die neuerdings von ihr verwendeten „Eyecatcher“ wie Schminke und Lippenstift sprachen eine unmissverständliche Sprache. An meiner Kusine hatte sich etwas grundlegend verändert. Es bestand kein Zweifel mehr: Wir waren in die spannende Phase eingetreten, in der uns die körperliche und emotionale Umgestaltung am Ende zu erwachsenen Menschen werden lassen würden.

All die sinnverwirrenden Eindrücke, die auf das Pubertier einprasseln wie Hagel auf ein gläsernes Gewächshaus, müssen im halbfertigen Hirn –

---

5 holometabole Insekten: Bei manchen Kerbtieren verwandeln sich die Larven (Raupen) während der Verpuppung in Schmetterlinge, Käfer, Bienen oder Wespen. Die Larve löst sich während der Verpuppung in einen gestaltlosen Brei auf, aus dem sich das ausgewachsenes Insekt neu formiert (griech. *holos metabole* = vollständige Verwandlung).

quasi im Notbetrieb – verarbeitet werden. Keine leichte Aufgabe, zumal wenn man im Wechselbad der Gefühle sich selbst überlassen bleibt. Sexualkundeunterricht war Anfang der siebziger Jahre an meiner Schule noch kein Thema, ganz zu schweigen von der Aufklärung durch die Eltern. Mein Vater, eigentlich ein aufgeschlossener, vielseitig interessierter Mann, überließ die heiklen und delikaten Aspekte der Erziehung seines halbwüchsigen Sohnes lieber meiner Mutter. Keine gute Idee! Sie stammte aus einem katholischen Elternhaus[6] und legte größten Wert auf Wohlverhalten, Strebsamkeit und sonstige klischeehafte, dem „Struwwelpeter“[7] entlehnte Erziehungsideale des 19. Jahrhunderts. Geschlechtlichkeit und Sexualität gehörten – als Sodom und Gomorrha[8] ohnehin einem anderen Kontext zugehörig – eindeutig nicht ihrem philiströsen[9] Wertekanon an. Diese so elementare Seite des Lebens wurde genierlich ignoriert und verschämt verschwiegen. Allenfalls wurde alles, was im Verdacht stand, mit triebhaften Gefühlswallungen und den darin involvierten Körperteilen in unstatthafter Beziehung zu stehen, als schmutzig („Unflat“) und sündhaft („Hurerei“) gebrandmarkt.[10] Wozu gab es schließlich die unanstößige Mär vom Klapperstorch? Mehr braucht doch das Kind nicht zu wissen! Bestenfalls vertröstete man es auf später: Irgendwann würde man das Nichtausgesprochene noch früh genug kennenlernen.

Gemäß der guten alten deutschen Befehlskette wurde die pikante Aufgabe nonchalant der nächsten Instanz zugeschanzt. Sollten sich doch die Pädagogen des anrüchigen Auftrages annehmen. Kein Wunder, dass meine natürlichen Instinkte noch einige Zeit mit dem künstlich eingepflanzten schlechten Gewissen in unnatürlichem Widerstreit lagen.

Dabei war ich bereits im zarten Kindesalter weiblicher Eleganz und Anmut nicht abgeneigt. Schon als Dreikäsehoch hatte ich im Tante-Emma-Laden unseres Dorfes eine mir völlig unbekannte Dame mit dem aufrichtig gemeinten Kompliment „Die ist aber schön!“ zum Erröten ge-

---

6 Der Pfarrer der evangelischen Glaubensrichtung, die meinen Geburtsort dominierte, sorgte mit subtilem Druck dafür, dass statt des papistischen Taufwassers das des protestantischen Konkurrenzunternehmens zur Anwendung gelangte.

7 „Der Struwwelpeter“: Titelfigur des gleichnamigen Kinderbuches des Arztes und Psychiaters Heinrich Hoffmann (erschienen 1845). Die von ihm vertretene autoritär-repressive Strafpädagogik gilt längst nicht mehr als zeitgemäß.

8 Sodom und Gomorrha: Zwei in der Bibel erwähnte Städte, deren Bewohner angeblich in Sünde und Unzucht lebten (s. Genesis 18f.).

9 philiströs: engstirnig, spießbürgerlich.

10 „Ein negativer, vermeidender oder restriktiver Umgang mit […] sexuellen Themen kann nicht nur dazu führen, dass das Kind lernt, Sexualität und sexuelle Handlungen seien etwas Schlechtes oder Verbotenes, sondern dass […] ihm wichtige Entwicklungs- und Sexualisationsverfahren vorenthalten bleiben könnten.“ (Lache 2016, S. 84f.)

bracht. Die anwesenden Kundinnen waren natürlich entzückt, meine Mutter eher peinlich berührt. „Wehret den Anfängen!", mag sie gedacht und im Geiste die Hände gerungen haben. Dass ich ein derart sicheres Urteilsvermögen an den Tag legte und meine Fladusen[11] auch noch öffentlich vor Augen- und Ohrenzeugen ausplapperte, ließ sie für mein Seelenheil wahrscheinlich das Schlimmste befürchten. Doch es war nicht mehr aufzuhalten: Alles Weibliche – ob in Natura, auf dem Fernsehschirm, figürlich oder fotografisch dargestellt – war meiner ungeteilten Bewunderung sicher.

Die Ursache meiner Schwäche für alles Feminine lag möglicherweise im Frauenüberschuss in meiner Familie: Der kleine Jahn wurde von Großmüttern, Mutter, Schwester, zwei Tanten und fünf Kusinen gnadenlos vereinnahmt. Die Handvoll Familienmitglieder männlichen Geschlechts spielten in dieser übermächtigen „Weiberwirtschaft"[12] lediglich unbedeutende Nebenrollen.

Als man mich für alt genug erachtete, um mir an den Wochenenden einen zeitlich eng begrenzten TV-Konsum zuzugestehen, entdeckte ich zu meiner Freude, dass es selbst in den jugendfreien Filmen vor verdammt gut aussehenden Filmschauspielerinnen nur so wimmelt. Ganz besonders angetan hatte es mir Janet Leigh[13] in der Verfilmung von „Prinz Eisenherz". Wie ich ihren Filmpartner Robert Wagner beneidete! Leigh's stark figurbetontes Filmkostüm beflügelte die Phantasie einer ganzen Generation Halbwüchsiger. Das Hochglanzmagazin[14] eines gewissen Hugh Hefner, das seinerzeit von Angehörigen der US-Streitkräfte wie eine Seuche in das sittsam-keusche Westdeutschland eingeschleppt worden war, lieferte den Pubertieren erstmals ein realistisches Bild dessen, was die blickdichten Korsagen der Filmdiven nur indirekt offenbarten.

Mein nicht mehr ganz kindliches Gemüt nahm Frauen einfach als das wahr, was sie sind: schöne und ästhetische Mitmenschen. Seltsam war nur, dass man zwar in Skulpturen- und Gemäldesammlungen Frauendarstellungen in spärlich bis vollständig unbekleidetem Zustand bewundern durfte, im wahren Leben aber bereits ein knapper Minirock oder eine offenherzig getragene Bluse die bürgerlichen Tugendwächter in hellen Aufruhr versetzte: „Diese jungen Dinger! Keine Zucht! Kein Schamgefühl!"

Ein Exemplar des Hefnerschen Fachjournals, das ich aus einem Altpapierstapel gezogen, in meinem Zimmer jedoch nur unzureichend unter

---

11 Fladusen: Schöntuerische Schmeicheleien.

12 Titel einer Erzählung des russischen Schriftstellers Anton Tschechow (1860-1904).

13 Janet Leigh (1927-2004): US-amerikanische Filmschauspielerin. Ihr schauriges Ende unter der Dusche in Alfred Hitchcocks „Psycho" machte sie unsterblich.

14 Das Männermagazin „Playboy".

Verschluss gehalten hatte, brachte denn auch alsbald den geballten mütterlichen Zorn über mich. Ihre Entrüstung hätte nicht größer sein können, wenn ich mit lehmverschmierten Gummistiefeln über den stets glänzenden Pegulan-Fußboden[15] geschlurft wäre.

Im Schulalltag waren zum Glück schon merklich liberalere Zeiten angebrochen. Die Jungs zogen die attraktiven Lehrerinnen, die nicht mehr wie ihre älteren Kolleginnen mit Dutt, Hornbrille und moralinsaurer Miene unterrichteten, mit ihren Blicken aus. Die Mädchen schmachteten langhaarige Junglehrer an, die – ein unerhörtes Novum! – statt mit der Straßenbahn im coolen MG Cabriolet oder auf einer heißen 750er Honda an ihrer Wirkstätte vorfuhren. Die 68er Studentenbewegung hatte außer für frischen politischen Wind auch für eine bislang unerhörte sexuelle Befreiung gesorgt. Oswald Kolle[16] war mit seiner „Liebesschule" angetreten, den notorisch prüden deutschen Spießbürgern die aus Kaisers Zeiten überkommene Verklemmtheit auszutreiben. Beate Uhse,[17] die Kunstfliegerin mit Faible für erotische Requisiten, brachte mit ihren unverdächtig-neutral verpackten „Artikeln zur Ehehygiene" Schwung in die verschnarchten bundesdeutschen Kemenaten.

Doch die Zielgruppe lieferte den Freidenkern erbitterte Rückzugsgefechte. Wer sich als junger Mann die Haare lang wachsen ließ, war in den Augen der „Anständigen" ein verkommenes Subjekt, direktemang auf dem Weg in die Abartigkeit. Junge Frauen, die ihre formtreue und zugleich bewegungselastische Plastizität unter dem T-Shirt selbstbewusst durch den Sommer schlenkerten, galten als schamlos, frivol oder ordinär. Studenten, Hippies und Gammler – das waren die erklärten Feindbilder. Sie riefen bei der Generation Ü 50 heftigere traumatische Belastungsstörungen hervor als die beiden verlorenen Weltkriege. Die weltberühmten „Three Days of Peace And Music" auf dem Woodstock-Festival 1969 lehrten die Saubermänner und -frauen aller Nationen regelrecht das Fürchten: Die Pforten der Hölle hatten sich aufgetan und eine halbe Million widersetzlicher, kiffender Rotznasen ausgespien. Ekelhaft! Die Welt war im Gulli.

Vor diesem „Gesocks" hatten Eltern und Großeltern mehr Bammel als vor Inflation, Atombombe und „dem Russen" zusammen. Im Vergleich zu den langhaarigen, zottelbärtigen Schreckensbildern in gebatikten

15 Pegulan-Fußboden: Fußbodenbelag aus PVC, der in den 1960er Jahren das Linoleum ablöste

16 Oswald Kolle (1928-2010): Deutsch-niederländischer Journalist und Autor. Mit seinen Büchern (u.a. „Dein Kind, das unbekannte Wesen", 1969) und Filmen war er maßgeblich an der Popularisierung der sexuellen Aufklärung in Deutschland beteiligt.

17 Beate Uhse (1919-2001): Die Unternehmerin eröffnete in Flensburg Deutschlands ersten Sexshop und löste einen regelrechten Trend aus.

Schlumperklamotten wirkten die roten, uniformierten Unholde, die hinter dem Eisernen Vorhang angeblich die Messer wetzten, fast schon irgendwie vertraut und harmlos. Vielleicht weil sie glattrasiert und in militärisch korrekter Haartracht daherkamen. Was man kennt, zumal aus eigener Wehrmachtserfahrung, das fürchtet man weniger. Die Lebensweise und die Weltsicht der jungen Leute hingegen – Toleranz gegenüber Schwulen, Lesben und Ausländern, antiautoritäre Erziehung und das Fehlen von Rassenvorurteilen, Antimilitarismus und Pazifismus, Umweltschutz, Rock'n'Roll, freie Liebe und was es an zuchtlosen Umtrieben sonst noch geben mochte – das rüttelte an den Grundfesten der althergebrachten Weltordnung wie eine Sturmbö an einem wurmstichigen Fensterladen. Zumindest aber am Weltbild der Erzkonservativen und der Traditionalisten. An dem der Ewiggestrigen ohnehin. „Das hätte es beim Adolf nicht gegeben!", entrüstete sich manch besorgter Bundesbürger noch in den 1960er Jahren unverblümt eingedenk vermeintlich untergegangener Sitte und Moral. Ein fürsorglicher Familienvater versicherte gar vor laufender Fernsehkamera, er würde seine Tochter „lieber totschlagen", als zu erlauben, sich mit diesem „Pack" einzulassen. Dreimal darf man raten, wer mir und unzähligen anderen Pubertieren die Richtung wies und Orientierung gab …

Bei meinen Altersgenossen auf dem Gymnasium zeigte die Aufklärungswelle bereits Wirkung. Auf den Geburtstagsfeten wurde nicht mehr Blinde Kuh oder Topfschlagen gespielt. Zum Entsetzen mancher „wertkonservativer" Eltern wurde zur Musik der Beatles, der Kinks oder gar der Rolling Stones getanzt, geflirtet und geschmust.

„Da gehst du mir nicht mehr hin!", lautete das strikte Veto entsetzter Mütter und Väter, von denen manche insgeheim den Einsatz eines Exorzisten in Erwägung zogen.[18] Indes, es nutzte nichts mehr.

Im dreizehnten Lebensjahr gaben mir die reflexhaften Reaktionen meines Körpers auf sexuelle Herausforderungen kaum noch Rätsel auf. Dass sich unter gewissen Umständen „da unten was regt", war eine von mir empirisch festgestellte und akzeptierte Tatsache. Doch auf das *finale furioso* dieses Erregungszustandes war ich noch nicht vorbereitet (worden). Selbstverständlich stellte die Regung, die sich hinter dem Hosenschlitz raumfordernd bemerkbar machte, meine Neugier auf eine harte Probe. Dieser mysteriöse Automatismus, der stets durch den Anblick von

---

18 Es war die Zeit, als eine clevere Schallplattenindustrie den niederländischen Kinderbarden Heintje als Gegenentwurf zu den räudigen Beatniks vermarktete. Millionen Deutsche waren verzückt von dem Goldkehlchen, das brav, mit puerilem Timbre und vor allem kurzhaarig das Hohelied auf die Mütter und Großmütter dieser von aufmüpfigen Freaks bedrohten Welt trällerte.

oder Gedanken an berückende Weiblichkeit verlässlich ausgelöst wurde, verlangte gebieterisch nach gründlichster Untersuchung. Da es niemand für nötig gehalten hatte, mir die Zusammenhänge vernünftig zu erklären, nahm ich die Sache im wahrsten Sinne des Wortes selbst in die Hand. Das unwiderstehliche, nach Vollendung drängende Verlangen und der überwältigende, kaum zu kontrollierende Gefühlsausbruch, den ich dabei unwissentlich in Gang setzte, überfielen mich mit einer Heftigkeit, von der ich zuvor nicht den Hauch einer Vorstellung gehabt hatte. Überwältigt, aber auch verunsichert, betrachtete ich die Bescherung, die sich da so vehement Bahn gebrochen hatte. Im ersten Augenblick dominierten die alten, eingepflanzten Ängste: Hatte ich etwas „Schlimmes", etwas Verabscheuungswürdiges getan oder gar etwas Krankhaftes in Gang gesetzt? Hatte ich Schaden an einem inneren Organ angerichtet? Doch es tat nichts weh. Im Gegenteil!

Allmählich dämmerte es mir, dass ich erstmals die Passhöhe des sexuellen Lusterlebens erreicht hatte. Die Beklommenheit wich der Erleichterung. Mit Genugtuung nahm ich zur Kenntnis: Mit mir war alles in bester Ordnung! Der Probelauf war absolviert, der Funktionstest war bestanden. Nachdem ich mich vorsorglich davon überzeugt hatte, dass sich der Vorgang und das Resultat fast beliebig oft repetieren ließen, stand selbstbefriedigenden Handlungen im Dienste des sexuellen Spannungsabbaus nichts mehr im Wege. Ich glaubte, auch für die anspruchsvollsten Herausforderungen durch das weibliche Geschlecht bestens vorbereitet zu sein.

Schmetterlinge im Bauch

Anno 1973, mit 15 Jahren, als die mächtigen Hormone das Regiment übernommen hatten, begann ich, wie es der Sänger von Iron Maiden[19] in seiner Autobiografie treffend beschreibt, „Mädchen in einem ganz anderen Licht zu sehen" (Dickinson 2018, S. 39). Auf Grund des beklagenswerten Defizits an Mitschülerinnen richtete sich mein Peilstrahl wie von selbst auf die Mädchen anderer Lehranstalten. An Angela blieb er schließlich hängen. Früher oder später musste sie auf meinen Radarschirm geraten, da wir im selben Bus fuhren und uns fast jeden Tag über den Weg liefen. Außerdem war sie mit zweien meiner Freunde bekannt. So kamen wir ins Gespräch. Die Aufmerksamkeit, die sie mir schenkte, glaubte ich bereits nach kurzer Zeit nicht mehr missen zu können. Da war jemand, der sich für mich interessierte! Um mir ihre Beachtung zu sichern, pflegte ich den Platz neben mir durch allerlei Vorwände zu Gunsten von Angela von unerwünschten Fahrgästen freizuhalten.

19 Iron Maiden: 1975 gegründete, britische Heavy-Metal-Band.

Bald empfanden wir diese öffentlichen, vom Fahrplan diktierten, zeitlich limitierten Zusammenkünfte als nicht mehr ausreichend. Unser rasch ansteigendes Bedürfnis nach vertraulicherem Gedankenaustausch wurde per Telefon befriedigt – sehr zum Verdruss meiner Schwester (die ihr eigenes Mitteilungsbedürfnis durch die Dauerblockaden des Fernsprechers unterdrückt fand) und sehr zum Leidwesen meiner Mutter (die den beschleunigten Abfluss der Haushaltsmittel auf das Geschäftskonto der Deutschen Bundespost[20] mit Verdruss zur Kenntnis nahm).

Angela und ich gingen deshalb dazu über, die zwangsweise eingesparten Telefonkosten in den Kauf von Briefmarken zu investieren. In persönlichen Briefen konnten wir uns einander viel besser anvertrauen. Auf dem Postweg war es möglich, auch Worte zu wechseln, die nicht für jedermanns hellhörige Ohren bestimmt waren.

Bahnte sich zwischen mir und Angela etwa eine über das Platonische[21] hinausgehende Freundschaft an? Hatte sie tatsächlich die Absicht, mit mir „zu gehen"? Schon der Gedanke daran versetzte mich in nicht geringe Aufregung.

Sollte es denn so sein, wie es den Anschein hatte, würde es sicher nicht beim Austausch mündlicher oder schriftlicher Absichtserklärungen bleiben. Ich hatte mir deshalb fest vorgenommen, auf den Klassenfeten nicht länger teilnahms- und tatenlos in einer Ecke zu sitzen. Nun war Aktivität meinerseits angesagt. Was die Anbahnung von Körperkontakt anbelangt, war Angela jedoch eindeutig tatkräftiger als ich: Berührung, Anlehnen, Küsschen, Schmollmund, verführerische Augenaufschläge – sie hatte alles im Programm, was frau benötigt, um dem Auserkorenen den Kopf zu verdrehen. Obwohl gleichaltrig, war sie mir an einschlägiger Erfahrung um einiges voraus.

Die spannende Frage war nur, ob, wann und wie sich meine sinnliche Natur gegen die seltsam mimosenhaft-abwehrende Kraft in mir würde durchsetzen können. Diese hatte sich zwar bereits kühn aus der Deckung gewagt, jene behielt in zwischenmenschlichen Angelegenheiten jedoch noch immer verlässlich die Oberhand. Mir war klar: Das musste sich ändern. Wenn Menschen ihre Zuneigung unter anderem durch die aktive oder passive Berührung des Partners oder der Partnerin bekunden, dann durfte das gewiss nicht nur einseitig erfolgen. Händchenhalten und den Arm um die Schultern legen, das ging ja noch an. Da hatte meine sinnliche Natur bereits einen Geländegewinn erzielt. Aber das Aufeinanderdrücken

---

20 Die Deutsche Bundespost besaß bis zur Gründung der Deutschen Telekom im Jahr 1995 das Fernmeldemonopol.

21 Platonische Liebe: Freundschaftliche Beziehung zwischen den Geschlechtern ohne erotischen Aspekt.

der nach außen gestülpten Mundschleimhäute, auch Lippen genannt, das meine Freunde mit ihren Freundinnen ungeniert öffentlich zur Schau stellten? Ich weiß nicht …

Einerseits gab sich hier meine abwehrende Kraft ganz und gar unnachgiebig. Andererseits wollte ich mich dem prickelnden Reiz, den das Petting[22] meinen Altersgenossen ganz offensichtlich bot, nicht verschließen. Allerdings hatte ich von dem, was sich beim Küssen jenseits des sichtbaren Vorganges noch so alles im Verborgenen abspielt, leider nur eine sehr verschwommene Vorstellung.

Immerhin: Angelas Begrüßungs- und Abschiedsküsse auf die Wangen oder – ganz wagemutig – auf den Mund lösten bei mir keine Fluchtgedanken mehr aus. Im Gegenteil, nach dem ersten Schreck war mir Angelas Kosen, Knutschen und Kajolieren[23] durchaus angenehm. Die wenigen Stunden, die wir allein miteinander verbringen konnten, waren erfüllt von neuen, noch nie erlebten Erfahrungen. Der Wunsch nach einem baldigen Wiedersehen beherrschte mich jedes Mal so unabweisbar wie eine quälende Entzugserscheinung.

Da ich ihre Annäherungsversuche bisher nicht zurückgewiesen, jedoch auch keine eigenen Versuche in dieser Richtung unternommen hatte, schaltete Angela vom Lock- in den Angriffsmodus. Beim gemeinsamen Lümmeln auf der Couch suchte sie so hingebungsvoll meine Nähe, wie ich es zuvor noch nie erlebt und zugelassen hatte. Mir selbst hätte ich es nie gestattet, ihr so eng „an die Wäsche“ zu gehen. Offensichtlich wusste Angela ganz genau, wie sie das ihr im Dienste der Verführung zur Verfügung stehende Arsenal zum Einsatz bringen musste, um die größtmögliche Wirkung zu erzielen. Ihrer Wahrnehmung kann es kaum entgangen sein, welche Folgen die Wärme und die Plastizität ihres anschmiegsamen Körpers auf meinen Hormonspiegel hatten. Von männlicher Gelassenheit meinerseits konnte in diesen Augenblicken jedenfalls keine Rede mehr sein.

Angela hielt es – vielleicht aus Selbstschutz, vielleicht aber auch aus Rücksichtnahme – nicht für angebracht, Handlungen einzuleiten, die über das harmlose Repertoire des Pettings hinausgehen. Doch ihre Erwartungen an mich beschränkten sich nicht auf den Austausch präsexueller Zärtlichkeiten. Sie berührten auch die emotionale Ebene.

„Was empfindest du für mich?“ flüsterte sie mir in meine wie Infrarotlichtlampen glühenden Ohren. Da war sie nun, die Gretchenfrage nach dem Gefühl, nach der Empfindung! Eine scheinbar simple Frage, deren

---

22 Petting: Sexuelle Stimulation ohne Vollzug des Geschlechtsverkehrs.
23 kajolieren: Umschmeicheln, jemanden zu gewinnen suchen.

Beantwortung ich Angela aber trotz einer bis an die Grenze der Zumutbarkeit ausgedehnten Bedenkzeit schuldig bleiben musste. Ich war wie blockiert. *Für das eigene Gefühlsleben die richtigen Worte zu finden, fiel mir aus einem nicht ersichtlichen Grund sehr schwer.* Erst recht in einer Situation, in der Eindrücke auf mich einstürmten wie ungeduldige Gläubiger auf einen notorischen Schnorrer. Dabei hätte ich nur die wundersame Metapher von den Schmetterlingen im Bauch bemühen müssen. Oder waren es Flugzeuge ...? Einerlei, das eine ist so absurd und unlogisch wie das andere. Doch Angela wäre nicht Angela gewesen, wenn sie sich die Antwort auf ihre Frage nicht indirekt verschafft hätte: Ihren Kopf an meine Brust gelehnt fand sie es „süß", dass mein Herz so „rase". Zumindest in diesem Punkt konnte ich sie auch ohne verbale Liebeserklärung zufriedenstellen.

So anschmiegsam sie auch war, Angela besaß auch Eigenschaften, die mich verdrossen oder gar meinen Unwillen hervorriefen. Sie konnte wetterwendisch und eigensinnig sein. Und leider auch so zuverlässig wie die Deutsche Bahn. Ihr Wankelmut zerrte mit der Zeit immer mehr an meinem Nervenkostüm. Eine Zusage oder eine Verabredung war und ist für mich stets ein gegebenes Versprechen. Versprechen aber – das ist ein unverhandelbarer Grundsatz – müssen eingehalten werden. Punkt! Ende der Diskussion. Angela handhabte Abmachungen weitaus großzügiger. Mich auf sie zu verlassen erforderte deshalb Wagemut.

Bald quälten mich mehr Fragen, als mir lieb war. Sollte mich Angelas Sprunghaftigkeit nur herausfordern? Wenn ja, weshalb und wozu? Hatte sie weniger Interesse an unseren Zusammenkünften als ich? Immer öfter gerieten wir uns wegen eigentlich belangloser Bagatellen in die Haare. Sie schmollte, ich blieb stur – oder umgekehrt. Eines Tages überrumpelte mich Angela mit dem Geständnis, sie habe sich noch in einen anderen Typen „verknallt". Noch – das bedeutete: zusätzlich. Das war der Tropfen, der mein Unmutsfass wie einen Geysir zum Übersprudeln brachte. Klar, ich war eifersüchtig. Doch warum band sie mir das alles in aller Deutlichkeit auf die Nase? Das ist doch hochgradig unlogisch! Enttäuscht und verärgert zog ich mich in den Schmollwinkel zurück (der in diesem Fall eine beachtliche räumliche Ausdehnung aufwies). Zum Einlenken war ich weder bereit noch zu bewegen. Da konnte ich ausgesprochen trotzig und stur sein. Unser „Verhältnis" kühlte daraufhin spürbar ab. Zwischenmenschliche Beziehungen zum anderen Geschlecht zu unterhalten war offenbar doch nicht so einfach.

Da kam es gerade recht, dass mein Gymnasium nun auch für Schülerinnen seine Pforten öffnete. Mit den Mädchen hielt endlich das Leben in der öden Knabenpenne Einzug. Im Handumdrehen hatten viele meiner Klassenkameraden „Bräute“ erobert, mit denen sie „gingen“. Auf Partys, im Kino oder an verschwiegenen Plätzen wurde geknutscht und gefummelt, was das Zeug hielt. Die Jungs hatten Sprüche drauf, die hier wiederzugeben die Rücksicht auf zartbesaitete Leserinnen verbietet. Die selbsternannten „Experten“ prahlten Beifall heischend damit (freilich ohne den Beweis je anzutreten), dass sie es fertigbrächten, den Verschluss eines Büstenhalters durch den Stoff eines T-Shirts hindurch mit zwei Fingern zu entriegeln. Boah ey! Was die alles konnten! Selbst wenn ich diesen Varietékünstlern hätte nacheifern wollen: Um die nötige Fingerfertigkeit für derartige Taschenspielertricks zu erlangen, mangelte es mir schlicht an einer Sparringspartnerin.[24]

Meine kühnen Phantasien über das, was sich die anderen Jungs an Tagen der sturmfreien Bude an früherotischem Know-how aneigneten, kamen der Wahrheit sicher recht nahe. Doch was nützen theoretische Kenntnisse, wenn es einem selbst an praktischer Umsetzung gebricht? Ich gab mich keinen Illusionen hin: Die meisten meiner Altersgenossen waren mir an frühsexueller Erfahrung ein gutes Stück voraus. Das war unumstößlich Fakt. Die Frage war nur, weshalb ich hinterherhinkte wie ein lahmender Gaul. Mit meiner Statur und mit meinem Aussehen brauchte ich mich vor den meisten dieser erfolgreichen Herzensbrecher nicht zu verstecken. Warum also wollte es mir nicht gelingen, ihrem Beispiel zu folgen und mir eine Freundin anzulachen? Was hatten die, was ich nicht hatte?

Die betrüblichen Konsequenzen waren stets die gleichen: Auf Feten, Feiern und Festen war und blieb ich der einzige unbeweibte Gast. Ich saß oder stand herum wie Falschgeld, während sich alle anderen mit ihren anschmiegsamen Begleiterinnen auf der Tanzfläche oder im schummrigen Halbdunkel stiller Winkel amüsierten. Nicht, dass ich es an Versuchen hätte fehlen lassen, den richtigen „Draht“ zu Mädchen zu finden. Doch im direkten Vergleich mit den anderen zeichnete ich mich auf dem Gebiet der Konversation offenbar durch eine „unausreichende Orientierungsfähigkeit“ aus (Fontane 1984, S. 26). Der „todsichere Weg“, den mir ein besonders erfolgsverwöhnter Schmalspurcasanova verriet, („mach dich immer zuerst an die Mutter heran, dann kriegst du die Tochter als Drein-

24 Sparring: Spezielles Training in Kampfsportarten, um die eigenen Fähigkeiten zu verbessern.

gabe"), erwies sich für mich als nicht gangbar. Um innerfamiliäre Beziehungskrisen zwischen Müttern, Töchtern und Ehemännern heraufzubeschwören fehlte mir die Kaltblütigkeit.

Doch dann, in der Obertertia (heute 9. Klasse), kam mir ein ungewöhnlicher Zufall zu Hilfe. Was war geschehen?

An meiner Schule war die „Auswahl" an gut aussehenden Schülerinnen von Jahr zu Jahr gewachsen. Vor allem die „Exoten" – Töchter aus Immigranten- und Gastarbeiterfamilien – bereicherten das bisher eher spärliche (und manchmal auch langweilige) Aufgebot an einheimischen Mitschülerinnen. Unerwartet durfte sich eines Tages auch meine sortenreine Jungenklasse über einen dieser begehrten Neuzugänge freuen. Wir glotzten die Neue an wie ein Wesen von einem anderen Stern. Während der Klassenlehrer sie uns vorstellte, brachte er seine Hoffnung zum Ausdruck, unser rüpelhaftes Betragen werde sich in Gegenwart des weiblichen Zuwachses mäßigen. Mich beschäftigte hingegen bereits die Frage, wo der charmante Neuzugang Platz nehmen würde. Denn der einzige freie Bankplatz war der neben m i r ! Auf Grund der ungeraden Schülerzahl war es nämlich mir vergönnt gewesen, die letzte freie Bank für mich alleine in Anspruch nehmen zu können. So wurde ich unter den scheelen Blicken meiner Klassenkameraden Banknachbar einer hübschen polnischen Immigrantentochter.

Mein privilegierter Status erfüllte mich ohne Frage mit Genugtuung. Gleichzeitig brachte er mich in nicht geringe Verlegenheit. *Ich hatte ja den isolierten Sitzplatz gerade deshalb gewählt, weil er meinem Bedürfnis nach möglichst wenig Ablenkung durch einen Banknachbarn entgegenkam.* Nun saß ich unvermittelt neben einer Banknachbar**in** – und in der Zwickmühle. Wie sollte ich mich ihr gegenüber verhalten, wie sie ansprechen, worüber mit ihr reden?

Es versteht sich von selbst, dass die einzige, zudem ausgesprochen attraktive Mitschülerin in einer Jungenklasse von der ersten Stunde an bei allen Huhn im Korb[25] war. Alle waren von der hübschen Bianca hingerissen. Im Vergleich zu uns proletenhaften Spätpubertieren war sie von einer geradezu unfassbaren Kultiviertheit. Tatsächlich genügte Biancas bloße Anwesenheit, um einen mäßigenden Einfluss auf uns ungehobelte Flegel auszuüben. Es gab keinen Klassenkameraden, der nicht davon geträumt hätte, Bianca zur Freundin zu haben. Jeder machte ihr schöne Augen und behandelte sie mit einer Rücksicht und Zuvorkommenheit, die man uns sonst so dumpfen Stieseln nie und nimmer zugetraut hätte.

---

25 Umkehrung der Redensart „Hahn im Korb" sein = sich ungeteilter Aufmerksamkeit erfreuen.

Doch die Zurückhaltung war nicht von langer Dauer. Bald gingen einige Jungs dazu über, Bianca durch Imponiergehabe zu beeindrucken. Die Sachverständigen unter uns nannten das in den geschlossenen Pausenzirkeln nonchalant „anbaggern“, „anmachen“ oder ganz martialisch „aufreißen“. Gegen diese vor Selbstbewusstsein und Testosteron strotzenden Womanizer[26] schienen meine Chancen in etwa so groß zu sein wie die eines Fiat 500 gegen einen aufgemotzten 7er BMW. Die Überlegenheit der Konkurrenten war für mich eine unumstößliche Tatsache. Dabei gefiel mir meine aparte Banknachbarin ausgesprochen gut. Bianca war elf Monate älter als ich. Im Vergleich zu Angela wirkte sie sehr fraulich und erwachsen. Ich war, wie man so schön sagt, „verzaubert“.

Zunächst wagte ich nur, das Wort an sie zu richten, wenn es situationsbedingt nicht zu vermeiden war – rein sachbezogen, versteht sich. Wenn ich Bianca zufällig in der Innenstadt unter den Passanten entdeckte, ging ich nicht etwa auf sie zu, sondern heftete mich mit äußerster Diskretion und Distanz an ihre Fersen. Ich hätte mich nie getraut, sie durch plumpes Ansprechen zu belästigen. Ich war kein Stalker, ich wollte Bianca lediglich kennenlernen, ohne Konversation mit ihr betreiben zu müssen – so wie es Udo Lindenberg in seinem Lied „Cello“ just zu jener Zeit besungen hatte.

Doch Distanz schafft keine Nähe. Meine Strategie musste in eine Sackgasse führen. Hielt ich weiter an ihr fest, verschaffte ich eher meinen „Nebenbuhlern“ einen Vorteil. Die zeigten weitaus weniger Zurückhaltung und sprachen Bianca an, wann immer sich ihnen die Gelegenheit bot. Mein Strategiewechsel sah vor, Bianca – wenn sie nichts dagegen einzuwenden hatte – hin und wieder auf dem Heimweg ein Stück weit zu begleiten (der Zufall hatte es so eingerichtet, dass wir mit derselben Straßenbahnlinie fahren mussten). Allmählich begann das Eis zu brechen. Ein- oder zweimal verbrachten wir eine Freistunde in einem nahegelegenen Café, wo wir uns bei der Erledigung lästiger Hausaufgaben gegenseitig beistanden. Bianca betätigte sich bereitwillig für mich als Ghostwriter in Russisch. Als Gegenleistung bot ich Bianca im Fach Bildende Kunst meine künstlerische Mitwirkung an, die sie gerne in Anspruch nahm. Auch in ganz profanen Dingen schien sie meine Meinung zu schätzen. So verließ sie sich selbst bei der für jedes weibliche Wesen so überaus heiklen Frage, wann die Frisur der gestaltenden Hand eines Haarkünstlers überantwortet werden sollte, meinem Urteil. Ich fand das äußerst bemerkenswert.

---

26 Womanizer: Frauenheld, Frauenaufreißer.

Allerdings merkte ich bald, dass ich ungeachtet meiner Bemühungen, Bianca für mich einzunehmen, nicht so recht vom Fleck kam. Da musste unbedingt mehr kommen! Das Leben ist ein Haifischbecken und die Konkurrenz lauerte gierig auf jede Chance. Doch was tun, wenn man sich nicht als eloquenter Dampfplauderer oder als charmanter Partylöwe empfehlen kann?

Mittlerweile gelang es mir zwar, Gespräche mit Bianca zu beginnen, oft fehlten mir aber die rechten Worte, um eine nachhaltige Konversation aufrechtzuerhalten. *Ausgerechnet das zwanglose Changieren von einem Thema zum nächsten stellte mich vor ungeahnte Probleme. Meist redete ich über etwas, worin i c h mich gut auskannte. Mit der unerschütterlichen Penetranz eines Staubsaugervertreters ging ich davon aus, dass meine Gesprächspartnerin sich ebenfalls brennend für diese Themen interessierte.*

Meine detaillierten Monologe schienen Bianca zunächst nicht zu stören. Sie war eine kultivierte Zuhörerin und viel zu höflich, um meinen Redefluss zu unterbrechen. Selten gab sie sich desinteressiert, gelangweilt oder gar genervt (dann ließ man sie allerdings besser in Ruhe). Niemals aber wäre ein nicht salonfähiges oder gar ein anstößiges Wort über ihre Lippen gekommen. Und selbst wenn: Aus ihrem Munde hätte es sich kaum anders als „sophisticated“[27] angehört. Das Wichtigste für mich aber war: Trotz meiner mitunter unbeholfenen Art und mancher Rückschläge schienen meine Sympathien, die ich für sie hegte, nicht ganz unerwidert zu bleiben.

An Bianca lag mir etwas. Darin bestand kein Zweifel. Doch in der Gegenwart meiner Freunde und im familiären Umfeld hielt ich meine Gefühle (oder was ich dafür hielt) nach wie vor unter der Decke. In persönliche Angelegenheiten hatte ich noch nie jemandem Einblicke gewährt, schon gar nicht bei Herzensangelegenheiten. Gefühle zu zeigen war nicht meine Stärke. Als verliebt zu gelten, das war mir so peinlich, wie mit versehentlich unverschlossenem Hosenstall durch die Gegend zu laufen. Die Spuren, die die lebensfremde Erziehung durch meine Mutter bei mir hinterlassen hatte, erwiesen sich als ausgesprochen langlebig.

Für längere Telefongespräche, die mir Bianca gewährte, suchte ich stets abhörsichere Telefonzellen auf, auch wenn es sich meist um völlig belanglose Dinge handelte, über die wir sprachen. In den siebziger Jahren waren die gelben Fernsprechkabinen noch fast an jeder Straßenecke zu finden. Auch Briefe standen seinerzeit mangels digitaler Alternativen hoch im Kurs (richtige, mit der Hand geschriebene Briefe, auf die man

27 Sophisticated (engl.): Kultiviert, weltgewandt, anspruchsvoll.

zwei, drei Tage warten musste, um sie dann mit klopfendem Herzen auf einer Parkbank zu lesen, das kennt heute leider kein Teenager mehr). *Mir sagte die schriftliche Korrespondenz ohnehin mehr zu als anstrengende Gespräche zu führen. Im Schriftverkehr fiel es mir leichter, den richtigen „Ton" zu treffen.* Doch ob das auf Dauer ausreichen würde, um Bianca für mich einzunehmen?

Wechselbad der Gefühle

Zu Beginn einer längeren Krankheit, die mich inklusive aller Therapien und Rehabilitationsmaßnahmen im Endeffekt ein Schuljahr kostete, durfte ich mich über einen lieben, aufmunternden Brief von Bianca freuen. So freundlich formulierte Zeilen hatte mir bisher noch niemand geschrieben. Zig mal am Tag faltete ich ihn auseinander, um mich daran zu erfreuen. Selbst als die Krankenschwestern mich mit Infusionslösung betankten oder mir ein Drei-Gänge-Menü aus bunten Pillen, Kapseln und Tabletten servierten, legte ich den Brief nicht aus der Hand. Erst als eine Schwester mit wissendem Lächeln meinte, ich müsse da jemanden sehr gern haben, verschob ich die erbauliche Lektüre auf die Stunden, in denen ich nicht unter verschärfter Beobachtung durch das medizinische Personal stand.

Nach meiner Verlegung in eine Fachklinik blockierten Bianca und ich stundenlang die Telefonleitung. Sie meinte, sie wolle mich damit „auf andere Gedanken bringen". Nun, meine Gedanken hätten nicht angenehmer sein können, da ich ja ständig an sie dachte. Erst recht richteten mich ihre Besuche auf. Ein kühner Gedanke bemächtigte sich meiner: Wenn Bianca mir so viel ihrer Zeit widmete, hatte sie dann möglicherweise mehr für mich übrig als nur Zeit?

Ein für mich wahrlich sensationelles Erlebnis mit ihr schien meine Mutmaßung zu bestätigen. Auf einem Freigang außerhalb des Klinikgeländes, den wir zum Besuch eines Cafés an der nächsten Ecke nutzten, überrumpelte Bianca mich mit einem Kuss. Zuerst dachte ich, sie wolle mich auf die Wange küssen. Doch sie hatte mit Vorsatz auf den Mund gezielt!

Während der nächsten Tage registrierten meine stets lächelnden koreanischen Krankenschwestern eine deutliche Verbesserung meines Allgemeinbefindens, einhergehend mit etwas erhöhtem Blutdruck (jaja, das Herz!).

Gewichtige Fragen hingen indes noch so quälend im Raum wie Zigarrenqualm in einem Raucherabteil: War dieser Kuss tatsächlich mehr als nur eine freundschaftliche Geste? Oder war er lediglich ein „Lippenbekenntnis", ein hohles Versprechen, das nicht der inneren Überzeugung entspricht? Meine bisherigen Erfahrungen hatten mich gelehrt, dass ein Kuss auf die Lippen emotional einen höheren Stellenwert besitzt als ein Schmatz auf die Backe. Dennoch war nicht auszuschließen, dass ich etwas gründlich missverstanden hatte. Hatten mir meine überreizten Nerven am Ende etwa einen Streich gespielt? War der Wunsch der Vater des schönen Gedankens? Wenn es so war, dann würde zumindest alles beim Alten bleiben. Das wäre bedauerlich, aber keine Katastrophe. Sollte sich mein Eindruck hingegen als wahr erweisen, dann drohte es kompliziert für mich zu werden. Bianca würde womöglich eine passende Erwiderung erwarten.

Das war alles ein bisschen viel für mich. Schließlich war ich ja krank – und nun musste ich mich auch noch mit so komplexen Fragen beschäftigen. Um nicht den Patzer zu wiederholen, den ich mir bei Angela geleistet hatte, schrieb ich Bianca noch unter dem Eindruck meines euphorisierten Gemüts einen wortreichen Brief. Doch damit durfte ich es mit Sicherheit nicht bewenden lassen. Nun mussten unmissverständliche Taten folgen! Gedacht, getan: Ich setzte dem Chefarzt so lange zu, bis ich ihm einen Tag des heiß begehrten und selten gewährten Krankenhausurlaubs abgeschwatzt hatte.

Mit klopfendem Herzen und einem Blumenstrauß bewaffnet machte ich Bianca meine Aufwartung – und musste eine herbe Enttäuschung hinnehmen. Sie gab sich kühl, spröde und so unzugänglich wie ein verwilderter Brombeergarten. Offensichtlich war sie ausgerechnet heute nicht gut aufgelegt. Sie war überhaupt ganz anders als sonst, buchstäblich nicht mehr wiederzuerkennen. Mein armes Hirn suchte verzweifelt nach einer Erklärung. Was war da geschehen? Was hatte diesen Gesinnungswandel herbeigeführt? Welcher Fehltritt war mir unterlaufen? War der Inhalt meines Briefes die Ursache ihres Missmutes? Fragen über Fragen!

Mein Besuch geriet zu einem Fiasko. Der fatale Eindruck, dass Bianca mich lieber gehen als kommen sah, verfestigte sich von Minute zu Minute. Von ihrer gewohnten Liebenswürdigkeit war keine Spur mehr übriggeblieben. Ich entschied mich für einen taktischen Rückzug. Küsschen zum Abschied? Fehlanzeige!

Biancas Verhalten gab mir Rätsel auf. Weshalb war sie einmal vertraulich, dann wieder fremd und abweisend? Ich war tief deprimiert und hielt den Ball erst mal so niedrig wie meinen ins Bodenlose abgestürzten Dopaminspiegel[28]. Konkret bedeutete das: Vorerst keinen Brief mehr schreiben, Hände weg vom Telefon und schon gar kein Besuch!

---

28 Dopamin: Eines der sogenannten Glückshormone. Es wird u.a. bei positiven sozialen Interaktionen wie sexueller Aktivität ausgeschüttet und löst körperliches wie mentales Hochgefühl aus.

Die kalte Dusche, die Bianca mir verabreicht hatte, zog eine Phase niederdrückender Ereignislosigkeit und Funkstille nach sich. Doch während die Glückshormone aus meinem zentralen Nervensystem abflossen wie der Sand in einer Eieruhr, begann mein Testosteronspiegel auf Spitzenniveau anzusteigen. Verantwortlich für die Androgenschwemme waren nicht etwa die attraktiven, stets lächelnden Krankenschwestern aus Fernost, sondern ein junger Mann, mit dem ich seit Neuestem das Krankenzimmer zu teilen hatte. Ich war zu jener Zeit auf eine Station verlegt worden, deren Insassen auf ihre baldige Entlassung hoffen durften. Auf dieser von den Patienten „Abklingbecken" genannten Station herrschte kein ganz so strenges Reglement wie im Rest der Klinik. Die deutsche Oberschwester war weniger gouvernantenhaft als ihre Kolleginnen. Diesen erfreulichen Umstand machte sich mein gewitzter Mitpatient clever zunutze. Er hatte, um sich die wie angestaute Zeit abwechslungsreicher zu vertreiben, keine Bücher und auch keinen Kassettenrekorder, sondern einen Schmalfilmprojektor mitgebracht. Als sein Zimmergenosse war es mir vergönnt, an seinen abendlichen Vorführungen teilzuhaben. Auf dem Programm standen allerdings nicht Heimatfilme, Western oder Urlaubserinnerungen. Sein Filmfundus bestand ausschließlich aus Streifen schlüpfrigen bis sehr schlüpfrigen Inhalts. Die nicht gerade anspruchsvolle Bandbreite reichte von harmlosen Softsexfilmchen mit der blutjungen, meist nahezu unbekleidet agierenden Ingrid Steeger[29] bis zu viertklassigen, mit Laiendarstellern besetzten „adult movies", im deutschen Sprachgebrauch ganz unprosaisch „Pornos" genannt.

Die privaten Filmnächte beschränkten sich allerdings nicht nur auf diskrete Kammervorführungen. Mein einfallsreicher Kompagnon erlaubte sich den Spaß, den Projektor auf dem Fenstersims zu platzieren und die weiß getünchte Außenmauer des gegenüberliegenden Klinikgebäudes als Projektionsfläche zu missbrauchen. Die Widergabe litt zwar unter der verminderten Bildhelligkeit,[30] doch das erzielte super-king-size-Format glich diesen Mangel wieder aus. Die pikanten Vorführungen stellten ein außergewöhnliches cineastisches Spektakel dar. Darüber hinaus sorgten sie für Nervenkitzel. Wir konnten nie wissen, welcher abendliche Spaziergänger (oder gar Klinikangestellte) zufällig Augenzeuge des lasterhaften Treibens auf der Klinikhauswand wurde. Außerdem bestand die Gefahr, dass die Nachtschwester auf ihrer Runde im unpassendsten Moment nach dem

29 Nach diversen Filmen wie „Schulmädchenreport" erlangte Ingrid Steeger (*1947) bundesweit Popularität als freizügige Ulknudel in der Fernsehserie „Klimbim" (1973-1979).

30 Die Intensität des Lichts verringert sich bei Entfernungsverdoppelung auf ein Viertel des Anfangswertes

Rechten sehen wollte. Jedenfalls brachten wir mit den frivolen Filmabenden unsere Keimdrüsen so auf Trab, dass ohne erlösenden Spannungsabbau an Schlaf nicht zu denken war. Die privaten Filmvorführungen waren indes nicht von langer Dauer. Die Entlassung meines Zimmergenossen stellte die alte Ordnung nach kurzer Zeit wieder her.

Erst nach Wochen quälender Funkstille beehrte Bianca mich wieder mit einem Besuch im Krankenhaus. Doch die Stippvisite war kurz, die Stimmung anscheinend noch immer reserviert. Kein Küsschen mehr. Ich musste Bianca wohl nachhaltig vergrault haben. Weshalb nannte sie mir nicht einfach den Grund ihres Verdrusses? Unter guten Freunden kann man sich doch sagen, was einen am anderen ankotzt, oder nicht?

Nun, da Bianca auch unsere Telefonkonferenzen reaktiviert hatte, raspelte ich mit Engelszungen haufenweise Süßholz. Aber ich war auf der Hut. Unter gar keinen Umständen wollte ich noch mehr Porzellan zerschlagen. Allerdings gelang es mir nicht einmal, das zuletzt zerdepperte halbwegs zu kitten.

Anlässlich Biancas achtzehnten Geburtstages bot sich mir die Gelegenheit, mit ihr im Klinikpark zu flanieren. Selbstverständlich hatte ich ihr vorab eine Glückwunschkarte zukommen lassen. Unter Freunden gehört sich das. Für ihren Besuch lag ein kleines Präsent griffbereit in meiner Jackentasche (florale Argumente meines guten Willens hatte ich mir diesmal verkniffen). Immerhin: Biancas Lippen fanden wieder den Weg auf meine Wange. Nun ja, besser als nichts …

Trotz der zaghaften Wiederannäherung ließ meine Bilanz einiges zu wünschen übrig. Seit Monaten hatte ich bei Bianca keinen Millimeter Geländegewinn erzielen können. Entsprechend gedrückt war meine Stimmung. Unglücklicherweise folgte nach meiner gesundheitlichen Wiederherstellung ein weiterer Akt des Dramas: Zu meinem größten Bedauern konnten Bianca und ich wegen meiner nun unvermeidlich gewordenen Zurückstufung nicht mehr Seite an Seite die Schulbank drücken. Über den privilegierten Platz neben ihr durfte sich ein anderer freuen.

Doch trotz (oder wegen?) dieser unfreiwilligen „Trennung" stellte sich die gute, alte Freundschaft zwischen Bianca und mir wieder ein. Das letzte Quäntchen Vertrautheit (oder Vertrauen?) fehlte indes noch immer. Um die Kluft zu überbrücken, lud ich Bianca zu einer Fete im kleinen Kreis zu mir nach Hause ein. Die Stimmung war heiter bis ausgelassen, alle amüsierten sich bei Musik und Bowle. Bianca war sichtlich guter Laune und posierte gekonnt für die Polaroidkamera (im Posieren war sie unerreicht). Die ulkigen Schnappschüsse trugen – im Zusammenwirken mit der Bowle – maßgeblich zu der allgemeinen Heiterkeit bei. Ich war wieder guten Mutes.

Natürlich ließ ich es mir nicht nehmen, meinen „special guest“ persönlich zur Bushaltestelle zu begleiten. Da Bianca gut aufgelegt war, rechnete ich mir Chancen aus, dass sich das schöne Ereignis vom Sommer wiederholen würde. Während wir auf die Ankunft des Busses warteten, beobachtete ich Bianca erwartungsfroh. Würde ihr Mund kameradschaftlich Kurs auf die Wange nehmen? Oder würde sie gar wieder die intimere Variante bevorzugen? Dieses Mal würde ich vorbereitet sein! Doch statt sich auf mich zuzubewegen, verharrten ihre Lippen in unüberbrückbarer Distanz. Sie näherten sich nicht, doch sie standen auch nicht still. Aus einer für sie ganz untypischen Plauderlaune heraus gestand Bianca mir, dass sie ursprünglich früher hätte nach Hause fahren sollen. Ich nahm das Geständnis hocherfreut zur Kenntnis. Die kleine Party hatte ihr wohl so gefallen, dass sie ihren Aufenthalt über das vorgesehene Zeitlimit hinaus ausgedehnt hatte. Doch die Begründung, die Bianca treuherzig nachschob, war eher dazu angetan, meine Freude über ihr längeres Bleiben jäh in ungläubigen Schrecken zu verwandeln. Mit einer Liebenswürdigkeit, die in vollkommenem Gegensatz zur Bedeutung ihrer Worte stand, eröffnete sie mir, sie hätte deshalb nicht so lange bleiben dürfen, weil „ihr Zukünftiger“ auf sie warte!

Ich glaubte, Bianca (oder mein Gehör) erlaube sich einen üblen Scherz. Um ein krasses Missverständnis auszuschließen, bat ich um Wiederholung des eben Gesagten. Bianca blieb bei ihrer Aussage, ihr „zukünftiger Ehemann“ erwarte sie zuhause. Das lässig ausgesprochene Wort klang nicht nur wie „Ehemann“, sie hatte tatsächlich „Ehemann“ gesagt! Mein Gehörsinn hatte die von Biancas Lippen und Kehlkopf modulierten Schallwellen korrekt widergegeben. Physikalisch und anatomisch betrachtet war ein Irrtum ausgeschlossen.

Das war starker Tobak! Am meisten irritierte mich, dass Bianca mit einer Miene sprach, als erzähle sie mir von einem lustigen Patenonkel, der überraschend zu Besuch gekommen war. Ihre Worte hatten indes die Wirkung eines gutplatzierten Leberhakens. Meine gute Laune war dahin. Mein eben noch wiederauferstandener Optimismus lag am Boden wie ein KO geschlagener Boxer; und ein riesenhafter Katzenjammer war im Begriff, sich auf ihn draufzusetzen.

Bianca schien von meinem Seelenschmerz nichts bemerkt zu haben. Munter weiterplaudernd versorgte sie mich ungefragt mit Einzelheiten über ihren „zukünftigen Ehemann“: er sei 14 oder 15 Jahre alt und sähe „sehr süß“ aus. Hoppla! Jetzt begann ich sehr wohl am Wahrheitsgehalt ihrer unerhörten Offenbarung zu zweifeln. Der Verdacht drängte sich auf, dass man es möglicherweise beim Ansetzen der Bowle mit der Menge der promillehaltigen Zutaten etwas übertrieben haben könnte. Vielleicht hatte das Getränk, dem Bianca gut zugesprochen hatte, ihr Sprachzentrum etwas neben die Spur gebracht. Dieser plausible Erklärungsversuch hinderte Biancas „Zukünftigen“ jedoch nicht daran, mir eine sehr unruhige Nachtruhe zu bescheren.

Meine Vermutung musste den wahren Sachverhalt getroffen haben. Anscheinend hatte ich am Abend zuvor tatsächlich das für mich zweifelhafte Vergnügen, Bianca in sehr beschwingtem Zustand erlebt zu haben. Zumindest erwähnte sie den mysteriösen, halbwüchsigen Bräutigam nicht mehr. Im Gegenteil: Unser Verhältnis zeigte sich so entspannt und freundschaftlich wie lange nicht mehr. Wir scherzten, lachten und fanden zu unserer alten Ungezwungenheit zurück. Bianca strahlte mich mit ihrem Lächeln an, als ob es nie eine Verstimmung zwischen uns gegeben hätte. So freundlich und offen hatte ich sie seit Monaten nicht mehr erlebt. Und doch kam sie mir nicht mehr so nah wie bei meinem Freigang ein halbes Jahr zuvor. Erwartete sie immer noch eine Reaktion von mir? *Allerdings schien dieser Erwiderung etwas Unsichtbares, etwas Trennendes oder Hemmendes im Wege zu stehen.* Wir fuhren uns erneut fest.

Mittlerweile konnte ich mich des Verdachts nicht erwehren, es liege tatsächlich nur an mir, wenn die Sache nicht voranging. *Die anderen Jungs und jungen Männer schienen die Erwartungen und Wünsche ihrer Freundinnen intuitiv zu erkennen.* Rätselhaft ...

Ich hatte nicht die Spur einer Idee, mit welchem Schlüssel ich dieses Rätsel hätte lösen können. Oder schätzte ich die Lage völlig falsch ein? Unterlag ich einer (Selbst)Täuschung? War Bianca an einer engeren Beziehung nicht mehr interessiert? War sie es überhaupt je gewesen? Wirklich rätselhaft ...

An Biancas neunzehnten Geburtstag stellten sich die Weichen vorläufig auf Trennung. Sie verließ die Schule vorzeitig, um an eine Kunstakademie in einer anderen Stadt zu wechseln. Wir sahen uns nur noch selten, und wenn, dann meist zufällig. Ich dachte damals nicht im Traum daran, dass ich ihr eines Tages wieder über den Weg laufen sollte. Doch in der Zwischenzeit warteten noch einige harte Lektionen auf mich.

Lektion 1: Zweiklassengesellschaft

Einige Erstbekanntschaften meiner Schulkameraden zählten bereits zu den „Verflossenen“. Die Jungs hatten mit ihren Freundinnen „Schluss gemacht“ und sich neuen „Bräuten“ zugewandt. Es war auch vorgekommen, dass Mädchen den Jungs den Laufpass gegeben hatten (die Emanzipation ließ grüßen). Zwei Paare hatten sogar ganz pragmatisch die Partner getauscht. Die Suche nach einer passenden Partnerin oder einem geeigneten

Partner schien demnach mit Kehrtwendungen und Umwegen verbunden zu sein.

Mir waren die Trennungen in meinem Freundes- und Bekanntenkreis vollkommen unverständlich. Wie konnte man Beziehungen nur so leichtfertig beenden, wo es doch so unsagbar schwer und mühselig war, sie einzufädeln? Oder fiel es meinen Freunden vielleicht gar nicht so schwer? Beging ich am Ende einen Fehler, wenn ich von mir auf andere schloss? Wie gesagt: ein Rätsel.

Eines stand jedenfalls fest: Ich war jetzt volljährig und immer noch ohne feste Freundin. Begünstigt wurde dieser Zustand durch meine Abneigung, Diskotheken und Tanzveranstaltungen zu besuchen. Vergnügungen dieser Art erfreuten sich als „Kontaktbörsen" bei Jugendlichen beiderlei Geschlechts großer Beliebtheit. Auf mich hatten sie eher eine abschreckende Wirkung. Lärm, drangvolle Enge, zuckendes Laserlicht, Zigarettenrauch, Musik, die alles andere als meinem Geschmack entsprach – nein danke! *All dieser Stress, den meine Altersgenossen anscheinend ohne die geringsten Anzeichen von Missbehagen aushielten, ja geradezu suchten, bereitete mir wenig Vergnügen.* Das war nichts für mich. Die standhafte Verweigerungshaltung meiner ersten Natur festigte leider meinen Ruf als schrulliger Eigenbrötler und beziehungsresistenter Außenseiter – selbst bei Mädchen, die mir vielleicht mehr als nur freundschaftliche Sympathie entgegenbrachten.

Ein unerhörter Zufall brachte es mit sich, dass erneut eine gut aussehende Übersiedlerin aus Polen neben mich gesetzt wurde (wir wollen jetzt nicht über das Schicksalhafte solcher Wiederholungen im Leben philosophieren). Erneut half mir meine Hilfestellung in schulischen Angelegenheiten, den Faden aufzunehmen und privaten Kontakt mit der Neuen zu knüpfen.

Die ersten Versuche verliefen vielversprechend. Bereits wenige Tage nach ihrer Ankunft ließ sich Cora von mir die berühmte Altstadt zeigen. Auch mein Angebot einer privaten Schlossführung nahmen sie und ihre jüngere Schwester bereitwillig an. Meine Mitschüler staunten nicht schlecht, wie rasch ich die attraktive Cora „herumgekriegt" hatte. Doch es kam noch besser: Als einziger Motorradfahrer in der Klasse genoss ich das Privileg, dass Cora mit mir zwei, drei Ausfahrten zu Sehenswürdigkeiten in der Umgebung unternahm. Das weckte Neid bei denen, die sich ebenfalls Chancen ausgerechnet hatten.

Cora, die von der Natur mit markanten Gaben beschenkt worden war, kokettierte nie mit ihren Reizen. Sie gab sich – wie die anderen Immigrantinnen auch – eher zugeknöpft bis kühl-distanziert. In der Regel hatten selbst die erfolgsverwöhnten und siegessicheren Draufgänger unter meinen Mitschülern keine Chance, näher als auf Armeslänge an die stets reserviert wirkenden Schönheiten aus Osteuropa heranzukommen. Die interessierten sich für ihre männlichen Mitschüler wie Frösche für glühende Kohlen. Stattdessen überraschten die heißbegehrten Neubürgerinnen ihre heimlichen und offenen Verehrer beizeiten damit, dass sie sich von jungen Männern in Automobilen der Mittelklasse von der Schule abholen ließen. Ganz offensichtlich waren sie aus ihren sozialistischen Heimatländern mit sehr konkreten Vorstellungen vom sozialen Aufstieg ins gelobte Deutschland gekommen. Zielstrebig suchten sie diesen durch geeignete Partnerwahl zu verwirklichen. Mittellose Mitschüler, die lediglich ein vom Munde abgespartes, mit Teilen vom Schrottplatz aufgemotztes Moped oder bestenfalls einen klapprigen Citroën 2CV aus fünfter Hand zu bieten hatten, besaßen die denkbar schlechtesten Karten. Dass dieses materialistische Kalkül nicht unbedingt zum Erfolg führen muss, bewiesen zwei damals sehr hübsche Zwillingsschwestern aus der damaligen Sowjetunion, die ich nach nur wenigen Jahren kaum wiedererkannte, so einen verlebten und abgehärmten Eindruck machten sie auf mich. Ihre Rechnung war wohl nicht aufgegangen.

Meine leider auch nicht, wie sich bald herausstellen sollte. Das nur scheinbar so freundschaftliche Verhältnis zwischen Cora und mir begann merklich abzukühlen. Sie ging deutlich auf Distanz. Meine Besuche bei ihr zuhause (ich hatte mittlerweile einen recht guten „Draht“ zu Coras Eltern und Geschwistern) und meine Vorschläge für gemeinsame Unternehmungen stießen immer weniger auf Gegenliebe. Stattdessen schützte Cora immer öfter vor, etwas mit einer nicht näher bezeichneten „Clique“ unternehmen zu müssen. Ich registrierte konsterniert, dass ich dieser Clique nicht angehörte.

Um zu retten, was eventuell noch zu retten war, drängte ich auf ein klärendes Gespräch. Im Rahmen dieser Aussprache gab mir Cora zu verstehen, *ich sähe „manches mit ganz anderen Augen [als sie] und nähme alles viel zu ernst*“. Da ich seinerzeit bei Bianca wohl ebenfalls manches „mit anderen Augen“ gesehen, aber vielleicht nicht ernst genug genommen hatte, verlangte ich von Cora eine klare Ansage statt verklausulierter Andeutungen. Diese erhielt ich denn auch in aller Deutlichkeit. Sie wolle, offenbarte sie mir frank und frei, nicht mit mir gehen.

Nun war es wenigstens heraus. Zwar unternahm ich noch den einen oder anderen Versuch, Cora umzustimmen oder zumindest den Grund für ihre Sprödigkeit herauszufinden, aber es half nichts: Ausgerechnet an meinem neunzehnten Geburtstag eröffnete sie mir kühl, sie habe einen festen Freund. Na dann: Vielen Dank für die Blumen, vielen Dank, wie lieb von dir![31]

Von nun an musste auch ich mit ansehen, wie Cora nach der Schule regelmäßig zu einem Typen mit verspiegelter Sonnenbrille (ich schätzte ihn auf mindestens Mitte zwanzig) in ein Automobil stieg – und ihre beiden jüngeren Schwestern gleich mit. Mit diesem unschlagbaren Statussymbol aus den Bajuwarischen Motorenwerken ausgestattet und mit einem wahrscheinlich regelmäßigen Einkommen in entsprechender Höhe gesegnet, ließ sich bei Coras Eltern sicher mehr Eindruck schinden als mit einer 250er aus dem benachbarten Arbeiter- und Bauernstaat. Für mich hingegen hieß es, erneut von vorne anzufangen. Einen Wagen, und sei er noch so bescheiden, wollte ich mir dennoch nicht anschaffen. Meine große Leidenschaft war das Motorradfahren. Ich beschloss, zukünftig ausschließlich nach Mädels Ausschau zu halten, die dieser Art der motorisierten Fortbewegung etwas abgewinnen konnten.

Lektion 2: Wie ein „Ja“ gleichzeitig ein „Nein“ sein kann

Wo ein Wille ist, so legt die arg abgenutzte Redewendung nahe, sollte auch ein Weg sein. Mein Wille, ein Mädchen zu finden, das meine Passion für das Motorradfahren teilt oder zumindest bereit war, gemeinsame Ausfahrten mit mir zu unternehmen, war trotz des letzten Reinfalles ungebrochen. Darina, die Schwester eines früheren Klassenkameraden, schien sich denn auch darauf einlassen zu wollen. Jedenfalls bekundete sie die Absicht, auf einer meiner nächsten Touren gerne dabei sein zu wollen. Nach ihren eigenen Worten war sie vom Motorradfahren „echt begeistert“. Sie schien demnach bereits Motorraderfahrung gesammelt zu haben. Meine Begeisterung erhielt jedoch rasch einen Dämpfer. Darina fand immer wieder neue Gründe oder Ausflüchte, weshalb die Spritztour doch nicht stattfinden könne. Bald darauf verlor sie kein Wort mehr über unsere Abmachung – und ich war es müde, sie immer wieder darauf anzusprechen. Nun, vielleicht war das Motorradfahren für junge Frauen einfach ein zu geringer Anreiz, um ihr Interesse an einer näheren Bekanntschaft mit mir zu wecken. Nun gut. Wer nicht will, der hat gehabt.

Zielstrebiger als noch zwei, drei Jahre zuvor erkor ich kurzerhand eine der beiden zweieiigen Zwillingsschwestern, die als Russlanddeutsche aus der Sowjetunion emigriert waren, zu meiner Favoritin. Da ich mich diesmal besser vorbereitet hatte, gelang es mir schneller, mit Ewa Kontakt

---

31 „Vielen Dank für die Blumen ...“; Lied von Udo Jürgens, das auch als Titelmelodie der Zeichentrickfilmserie „Tom und Jerry“ diente.

aufzunehmen, als ich es für möglich gehalten hatte. Auf ihr langes, ebenholzschwarzes Haar angesprochen, reagierte Ewa zunächst mit Verblüffung. Von diesem sonst so zurückhaltenden jungen Mann ein Kompliment zu erhalten, hatte sie offenbar nicht erwartet. Doch dann überwog die Freude über die unverhoffte Liebenswürdigkeit. Ich war mächtig stolz auf meinen kühnen Vorstoß und nutzte die Gunst der Stunde, die schlanke, sehr gut aussehende Ewa auf gut Glück zu einem Konzert eines irischen Bluesrock-Gitarristen einzuladen. Und das Wunder geschah: Sie begleitete mich! Da Rory Gallagher und seine Musik in der Sowjetunion in etwa so bekannt gewesen sein dürften wie Schweizer Alphornbläser bei den australischen Aborigines, konnte mich Ewa zweifelsohne nur meinetwegen begleitet haben. Oder etwa doch nicht? Denn weitere Einladungen und Vorschläge für die Herbstferien schlug Ewa mit der Begründung aus, sie würde mit einem „Bekannten“ nach Frankreich fahren.

Himmel, Gesäß und Faden! Ausgerechnet in der Ferienzeit, die so viele Möglichkeiten gemeinsamer Unternehmungen geboten hätte, musste ich Ewa zähneknirschend mit fremder Begleitung von hinnen ziehen lassen! Ich tröstete mich notdürftig damit, dass dieses für mich unglückliche Arrangement wahrscheinlich noch „vor meiner Zeit“ verabredet worden war. Immerhin: Es hatte Ewa nicht davon abgehalten, meine Einladung zum Konzert anzunehmen. Dennoch verbrachte ich die Ferien wechselweise mit Hoffen und mit Bangen.

Doch meine weiteren Bemühungen, sie für mich zu gewinnen, wehrte Ewa mit der Bemerkung ab, sie habe „jemanden kennengelernt“.

War das Rennen für mich bereits wieder gelaufen? Wenn Ewa tatsächlich etwas an mir gelegen war, dann war mir ihr Verhalten ein Rätsel. Das Rätsel vergrößerte sich noch, als sie mir nach den Winterferien versicherte, mich nun doch auf meinen zukünftigen Motorradfahrten begleiten zu wollen. Die Botschaft hörte ich wohl, allein mir fehlte der Glaube. Und ich sollte mich nicht täuschen. Ewa stand Angela an Unzuverlässigkeit in nichts nach.

Doch ich will nicht ungerecht sein. Möglicherweise hatte ihre Launenhaftigkeit ihren Grund darin, dass sie zur fraglichen Zeit sehr unter emotionalem Stress stand. Erst jetzt erfuhr ich von der Scheidungsabsicht ihrer Eltern, die Ewa ohne Frage stark belastet haben musste. Erst die Emigration und der damit verbundene Kulturschock, dann gehen auch noch die Eltern auseinander. Das muss man erst mal verkraften. Hatte sich Ewa von mir mehr Geduld und Verständnis versprochen? Hätte ich ihr mit mehr Einfühlungsvermögen begegnen müssen? Doch wie hätte ich von ihren Sorgen oder Befürchtungen wissen sollen? Die Kunst des Gedankenlesens war mir nicht gegeben. Es war zwar bitter, doch da es mir nicht gelang, mit dieser sehr speziellen Situation adäquat umzugehen, hielt ich es für das Beste, mich zurückzuziehen.

Der optimistische Schwung, der mich zuvor noch beflügelt hatte, war durch die beiden Bauchlandungen mit Cora und Ewa nahezu vollständig dahin. Ich arrangierte mich notgedrungen mit meinem Einzelgängertum. Was blieb mir anderes übrig? Die selbstgewählte Klausur sollte indes nicht von langer Dauer sein. Bald begann eine andere Mitschülerin meine Aufmerksamkeit auf sich zu ziehen. Warf mir nicht Fiona, ein strohblondes, hübsches Mädchen im Kurs für Bildende Kunst immer wieder kurze, aber – wie mir schien – kesse Blicke zu? Mitunter zwinkerte sie geradezu verschwörerisch zu mir herüber. Begegneten wir uns in den Fluren oder auf dem Pausenhof, schenkte sie mir stets ein so strahlendes Lächeln, dass mir das Herz aufging wie ein Hefeteig in der wohligen Wärme einer Backstube.

Aufgeregt suchte ich Beistand in meinen Jugenderinnerungen: Hatte Dr. Sommer,[32] der Ratgeber mehr als einer Generation orientierungsloser Teenager, nicht gelehrt, dass offene Blicke und gewinnendes Lächeln bei Mädchen und Frauen Interesse am anderen (und mitunter auch am eigenen) Geschlecht zum Ausdruck bringen? Dank dieses Experten interpretierte ich Fionas kecke Blickkontakte hocherfreut als – Flirtsignale! Vielleicht, überlegte ich, war es an der Zeit, meine alte Strategie über Bord zu werfen. Wie wäre es, fragte ich mich, wenn ich die Gelegenheit nutzte, um auf externe Signale zu reagieren, anstatt immer nur auf stümperhafte Art und Weise zu agieren?

Noch unter dem Einfluss der Pleite mit Ewa vermied ich zunächst, Fiona direkt anzusprechen. Ich hielt es für besser, noch ein wenig abzuwarten. Beim Einsammeln der Zeichenmappen erhaschte ich Fionas Adresse und fand heraus, dass sie wie einige andere Mitschülerinnen einen Migrationshintergrund hat. Sie war aus dem slowakischen Teil der CSSR nach Deutschland gekommen.

Einige Zeit verhielt ich mich abwartend. Zwar begann ich, Fionas Blicke zu erwidern, vermied aber, das Wort an sie zu richten. Statt dessen wählte ich wieder einmal den für mich angenehmeren Weg der schriftlichen Mitteilung. Fionas Adresse war mir ja bekannt. In dem Brief ließ ich sie wissen, dass mir ihre Sympathiebekundungen nicht verborgen geblieben seien. Ich fände sie sehr sympathisch und würde sie gerne näher kennenlernen. In rauschhafter Selbstsicherheit fügte ich hinzu, sie könne der Erwiderung ihrer freundschaftlichen Gefühle für mich sicher sein.

---

32 Dr. Jochen Sommer: Pseudonym des Arztes Dr. Martin Goldstein, der von 1969 bis 1984 in der Jugendzeitschrift BRAVO Fragen zu Sexualität und Liebe beantwortete.

Gespannt wie eine Stahlfeder wartete ich auf Fionas Antwort. Sie erreichte mich in Form m e i n e s Briefes, den sie an mich zurückadressiert hatte. In dürren Worten stellte sie klar, dass ich in einem bedauerlichen Irrtum befangen sei. Nie habe sie die Absicht gehabt, irgendwelche Erwartungen in mir zu wecken.

Sapperlot! Wieder war ich in einen Fettnapf von der Größe eines Waschzubers getappt. Peinlich, peinlich! War das mit den Flirtsignalen – Blickkontakt und Anlächeln – etwa doch nichts als Kokolores? Ich wünschte Dr. Sommer, dem ich diese Megapeinlichkeit zu verdanken hatte, in die tiefsten Abgründe der Hölle, und seine ganze nutzlose Sprechstunde in den Vorhof derselben.

Wer nun – wie ich – davon überzeugt war, dass Fiona mich demonstrativ keines Blickes mehr würdigen und mit Verachtung strafen würde, der sah sich … getäuscht! Zugegeben, anfangs rauschte sie kühl an mir vorüber. Es dauerte jedoch nicht lange, bis sie mich wieder so freundlich anstrahlte, als ob es das Missverständnis zwischen uns nie gegeben hätte. Im Sportunterricht scheute sie sich nicht, meine Badmintonpartnerin zu sein. Sie gab sich ganz locker und kumpelhaft, grinste mich beim Spiel geradezu lausbübisch an. Mit diesem Lächeln, das ich so sehr an ihr mochte, und mit dem fröhlichsten „Tschüs!" verabschiedete sie sich nach dem Unterricht von mir.

Hatte Fiona mich nur zum Schein zurückgewiesen? Wollte sie „erobert" werden? Zweifel schienen angebracht, denn sie hatte mir in ihrer Antwort auf meinen Brief eine zu eindeutige Abfuhr erteilt. Das ließ meiner Meinung nach keine Interpretationsspielräume zu. Doch ich brauchte Gewissheit! Ich nahm all meinen Mut zusammen und fragte Fiona, ob sie Lust habe, mich bei einer Exkursion in eine kürzlich entdeckte Tropfsteinhöhle zu begleiten. Dort gäbe es wunderbare Motive für Skizzen für ein Kursprojekt. Ich war auf eine geharnischte Zurückweisung gefasst und staunte nicht schlecht, als Fiona sich einverstanden erklärte. Sie bedauerte sogar, dass sie wegen einer Erkältung im Moment nicht mitkommen könne.

Wer hätte nach ihrer harschen Reaktion einen solchen Sinneswandel erwartet? Damals frostig und abweisend, heute freundlich, fast freundschaftlich. Bei Bianca hatte ich genau den gegenteiligen Sinneswandel erlebt. Das sollte verstehen, wer will. Mir war das zu hoch.

Nachdem sie ihre Erkältung auskuriert hatte, stellte Fiona die Fahrt zur Tropfsteinhöhle nicht in Frage. Ich wähnte mich bereits am Ziel. Bester Laune nahm ich die Planung der Tour in Angriff. In die Vorbereitungen platzte ein zweiter Brief von ihr. Im Gegensatz zu ihrem ersten Schreiben, (das ich nach der Lektüre verschreckt den Flammen überantwortet hatte) war dieses nett und rücksichtsvoll formuliert. Inhaltlich enthielt es leider nichts Neues: Wie sie mir schon einmal mitgeteilt habe, sei sie bereits „vergeben“. Sie bedanke sich für mein Verständnis dafür, dass sie ihre Beziehung zu ihrem Freund nicht gefährden wolle.

Damit erübrigte sich jede weitere Diskussion. In meinem Antwortbrief zog ich mich höflich zurück. Fiona stellte daraufhin die „Flirtsignale“ ein, wohl um mich nicht wieder in Irrungen und Wirrungen zu stürzen.

Erneut hatte ich eine peinliche Bauchlandung hingelegt. Diesmal war es mir sogar gelungen, Fiona auf der langen Liste meiner Fehlschläge zweimal unterzubringen. Der Wille allein reichte offenbar nicht aus, den rechten Weg zu finden. Ist die Kommunikation mit der weiblichen Spezies womöglich komplexer, als ich es mir vorgestellt hatte? Allem Anschein nach kennen Frauen hundert unterschiedliche Möglichkeiten, um „Nein“ zu sagen – von denen fünfzig Prozent „Ja“ bedeuten. Aber nur vielleicht …

Lektion 3: Wie man gute Chancen erfolgreich verspielt

Die Tatsache, dass ich auf Veranstaltungen und Partys zwischen all den Pärchen immer noch solo herumhing, frustrierte mich sehr. Um diesem untragbaren Zustand endlich abzuhelfen, erhöhte ich den Druck auf mich selbst. Die selbstquälerischen Trauerphasen in der Folge verpatzter oder missglückter Gelegenheiten verkürzte ich nun radikal: Vorne vollzieht sich die Weltgeschichte, hinten wächst Gras drüber.

Den Blick nach vorne gerichtet hielt ich weiter unverdrossen Ausschau nach einer passgenauen Kandidatin. Auf die gertenschlanke Gabrielle, die als einziges Mädchen selbst Motorrad fuhr, brauchte ich mir nicht lange Hoffnungen machen. Sie war wie Fiona bereits vergeben. Auch mit Helen hielt ich mich nicht lange auf: Sie war stets nett zu mir, hätte sich aber niemals auf ein Motorrad gesetzt.

Der Zufall (der es erneut gut mit mir meinte) kam mir wieder einmal unverhofft zu Hilfe. Dieses Mal auf eine Art und Weise, die ich nicht für möglich gehalten hätte: Ilka, eines der damals hübschesten Mädchen an meiner Schule, hatte *mir* hinterhergepfiffen! War ich tatsächlich selbst zum Adressaten eines Kompliments geworden? Das hatte ich bisher noch nicht erlebt. Dabei waren Ilka und ich bereits seit ein paar Monaten nahezu täglich in einem Klassenzimmer zusammen. Ich hatte allerdings kaum Augen für sie gehabt, da ich pausenlos damit beschäftigt war, erst Ewa, dann Fiona zu gefallen. Das nennt man wohl Betriebsblindheit.

Erst Ilkas Pfiff hatte mich wachgerüttelt. Erst jetzt fiel mir auf, wie attraktiv sie war. Sie kleidete sich stets modisch, sehr stilsicher, geschmackvoll und betont weiblich. Ihr langes, blondes Haar, ihre Figur und das Timbre ihrer Stimme übten eine starke Anziehungskraft auf mich aus, der ich mich schwer entziehen konnte. Ilka faszinierte mich auf ganz ähnliche Weise, wie es Bianca einst getan hatte.

Doch Vorsicht: *Hatten ihre Blicke, hatte der Pfiff eine Bedeutung oder handelte es sich lediglich wieder nur um belanglose Gesten, die ich im Überschwang der Gefühle fehl- oder überinterpretierte*? Mit Schlussfolgerungen war ich zurückhaltend geworden. Zu oft hatten sie sich als falsch erwiesen. Ich beschloss, Dr. Sommer aus dem Fegefeuer zurückzuholen und ihm eine zweite Chance zu geben. In gewohnter Weise stellte ich den Kontakt durch einen Brief her. Diesmal kam er nicht wieder postwendend zurück. Unglücklicherweise fand sich aber zunächst nichts mit Ilkas Absender in meinem Briefkasten. Ich beschloss, das Sondieren wegen zu geringer Erfolgsaussichten einzustellen. Ilkas spöttische oder verächtliche Blicke würde ich aushalten.

Ohne einen Blick in ihre Richtung zu werfen setzte ich mich im Klassenzimmer an meinen Platz. Missmutig betrachtete ich auf der Tischplatte vor mir eine Bleistiftzeichnung. Irgendein Schmierfink hatte wohl während eines anderen Kurses seiner Langeweile auf künstlerische Weise Ausdruck verleihen wollen. Widerwillig nahm ich das biedere Machwerk näher in Augenschein – und mein Verdruss verflog schlagartig. Es war ein Herz. Eingerahmt wie auf einem Lebkuchenherzen prangten in Schönschrift die Buchstaben I, L, K und A!

Ich war wie vom Donner gerührt. Vom Unterricht bekam ich in dieser Stunde so gut wie nichts mit. Ich hatte nur noch Augen für dieses edle Kunstwerk. Meine Gedanken hingegen kreisten um Ilka wie Motten um ein wärmendes Feuer. Wenn das k e i n Flirtsignal war, wollte ich Sommer heißen! Ich wagte kaum, zur Künstlerin hinüberzusehen. Sicher beobachtete sie mich bereits aufmerksam, auf dass ihr meine Reaktion nicht entginge.

Um das Maß des Glückes voll zu machen, outete sich Ilka in der Unterrichtspause freimütig und schob ohne Umschweife sogar eine Einladung zum Tee hinterher. Bahnte sich da wirklich etwas an? Ich konnte es immer noch nicht glauben: Eine junge Frau, noch dazu eine solche Schönheit, hatte m i r Avancen gemacht! Schmetterlinge fühlte ich zwar nicht in meinem Bauch herumflattern, doch die Hummeln im Hintern erfüllten den gleichen Zweck. Die 2880 Minuten bis zu unserem ersten Date zerdehnten sich so qualvoll wie die Zeit auf dem Behandlungsstuhl eines Zahnarztes beim Ziehen des gesamten Vorrates an Weisheitszähnen.

Endlich kam der Tag an dem ich bei ihr vorfuhr. Zu meinem nicht geringen Erstaunen bewohnte Ilka ein eigenes kleines Apartment, wenn auch gemeinsam mit ihrer Freundin Michi. Alle Achtung! Die beiden hatten mir mit ihrem Privathaushalt bereits einiges an selbstständiger Lebensführung voraus. Mir konnte es nur recht sein. Nervende Geschwister oder andere störende Verwandte waren demnach nicht zu befürchten. Je weniger Anwesende, desto besser.

Im Laufe unseres tête à tête gewann ich den Eindruck, dass Ilkas Sympathie für mich nicht gespielt oder vorgetäuscht war. Weshalb hätte sie mich sonst eingeladen? Von ihrer künstlerischen Aktion und dem Pfiff ganz zu schweigen.

Durch die kurze, aber in sich logische Indizienkette ermuntert, brachte ich mein Anliegen schließlich zur Sprache. Zu meiner Freude erklärte sich Ilka sofort einverstanden, mich auf meinen Motorradtrips zu begleiten. Bereits am kommenden Sonntag wollten wir gemeinsam die Weltmeisterschaftsläufe für Motorräder auf dem Hockenheimring besuchen. Wenn Ilka bereit war, mehrere Stunden Motorenlärm und Abgase zu ertragen, dann gewiss nicht nur, weil sie sich dieses martialische Spektakel schon immer gewünscht hatte.

Ich wienerte das Krad derart auf Hochglanz, als solle es auf der Tokyo Motor Show ausgestellt werden. *Die Streckenführung war bis ins Detail durchgeplant. Nichts sollte dem Zufall überlassen bleiben.* Doch leider musste die Tour auf Bitten Ilkas zweimal verschoben werden. Das erste Mal, weil sie vergessen hatte, dass sie am vereinbarten Sonntag kellnern musste. Das zweite Mal, weil der Ausweichtermin auf den Muttertag fiel. Als ich Ilka endlich abholen konnte, schloss sich uns völlig überraschend Andy an, ein ebenfalls Motorrad fahrender Mitschüler, der seine Freundinnen so rasch wechselte, dass ich mir ihre Namen kaum merken konnte. Diesmal begleitete ihn Betty. Das war nicht abgesprochen gewesen. Meine Stimmung war entsprechend gedämpft. Ich hütete mich aber, mir etwas anmerken zu lassen.

Es war sehr warm an diesem schönen Tag im Mai. Nachmittags nahmen wir Kurs auf den sehr romantisch im Odenwald gelegenen Eutersee, um zu rasten. Die schattige Uferwiese mit Blick auf den kühlen See war wie geschaffen, um über auf Tischplatten gezeichnete Herzen zu philosophieren. Doch da waren ja noch Andy und Betty. Die beiden turtelten und schnäbelten, als ob es Ilka und mich gar nicht gäbe. Vielleicht wäre es das Beste gewesen, sie ebenfalls zu ignorieren. Doch die Anwesenheit der beiden Verliebten brachte mich vollkommen aus dem Konzept. Sie lähmte nicht nur meine Flirtbereitschaft. Sie beeinträchtigte meine gesamte Strategie. Ich fühlte mich wieder einmal wie das fünfte Rad am Wagen.

Es war meine Absicht gewesen, Ilkas Motivation für ihre überraschenden Vorstöße zu ergründen. Was hatte sie bewogen, akustisch und optisch meine Aufmerksamkeit zu erregen? Eine gewisse Gewogenheit mir gegenüber durfte ich als gegeben annehmen. Aber war vielleicht mehr als Sympathie im Spiel? Durfte man bereits von Zuneigung sprechen? Meine Absicht war es gewesen, all dies unter Ausschluss jeglicher Öffentlichkeit auszuloten. Denn hätte ich Ilka auf Grund einer Fehleinschätzung der Lage in Verlegenheit gebracht, wäre das ohne die Anwesenheit von Zeugen für mich erträglicher gewesen. Ein Draufgänger wie Andy hätte sich die günstige Gelegenheit sicher nicht entgehen lassen. Ich hingegen vermied es strikt, unser Gespräch zu sehr ins Private, ins Persönliche abgleiten zu lassen. Anscheinend wahrte ich so entschieden Distanz, dass Ilka meine Zurückhaltung mit Verdruss, Enttäuschung oder mit sonst einer negativ konnotierten Gefühlsregung quittierte. Das schmerzte mich, aber es war nicht mehr zu ändern.

Da es zunehmend schwüler wurde, drängte ich zum Aufbruch. Andy und Betty zogen es trotz der sich zusammenballenden Gewitterwolken vor, noch zu bleiben. Vielleicht waren sie sogar froh über unseren vorzeitigen Aufbruch. Nun, wenigstens für den Rückweg hatte ich Ilka für mich alleine. Ein Vieraugengespräch wäre andernorts noch möglich gewesen, doch das hereinbrechende Gewitter machte mir doch noch einen Strich durch die Rechnung. So beendeten wir den Tag, der so vielversprechend begonnen hatte, wie begossene Pudel.

Doch gemach. Am nächsten Tag schenkte mir Ilka wieder ihr strahlendes Lächeln und entzückte mich mit ihrer warmen Stimme, die sie mit einem dezenten Lispeln verzierte. Wir beschlossen, unsere Hausaufgabe im Kurs Literatur gemeinsam zu erledigen. Die Aufgabe bestand darin, den Film „Die Blechtrommel“ anzuschauen. Fabelhaft! Nach dieser Steilvorlage bot sich ein gemeinsamer Kinobesuch mit anschließendem Zusammensein geradezu an. Doch Ilka versetzte mich erneut. Sie hatte wieder nicht bedacht, dass sie auch noch einen Job als Kellnerin zu erfüllen hatte. War wohl etwas chaotisch organisiert, die Gute. OK, sagte ich, dann gehe ich eben alleine ins Kino (*eine passendere Gelegenheit abzuwarten, kam mir nicht in den Sinn; ich war auf die vereinbarte Vorführung geradezu fixiert*). Anscheinend kam meine Inflexibilität bei Ilka gar nicht gut an. Sie wirkte irgendwie enttäuscht, wenn nicht gekränkt. Jedenfalls interpretierte ich ihre Flunsch als Ausdruck einer nicht erfüllten Erwartung.

Immerhin war mir Ilka immer noch so gewogen, dass sie mich ermunterte, sie anzurufen, sobald ich eine weitere Tour mit dem Motorrad plane. Zudem durfte ich mich über eine Einladung zu ihrer Geburtstagsfete freuen. War ich in Ilkas „Clique“ aufgenommen worden? Ich ließ mich nicht lumpen, besorgte ein Geschenk und machte mich in Hochstimmung auf den Weg zu ihrem Apartment. Diesmal wollte ich es nicht versemmeln.

Ilkas Freude über das Präsent war zweifellos echt und dass sie sich zu wenig um ihren schwierigen Gast gekümmert hätte, konnte man auch nicht behaupten. Doch obwohl ich mit der Anwesenheit einiger Menschen gerechnet hatte, wurde ich von der schieren Anzahl der Gäste überrumpelt. Ilkas ansehnlicher Freundeskreis machte mir trotz aller guten Vorsätze mehr zu schaffen, als mir lieb war. *Die nur leidlich bekannte Umgebung, die ungewohnte Musik, das laute Stimmengewirr und meine Abneigung gegen Konversation in der Gruppe gaben mir den Rest.* All das hinderte mich daran, locker zu bleiben und mich Ilka von meiner besseren Seite zu präsentieren. Die meiste Zeit hockte ich wie in Frank Zanders Ballade von Kurt[33] in einer Ecke und gab mehr schlecht als recht den coolen Typen. Ich muss für meine Gastgeberin ein Totalausfall und somit eine herbe Enttäuschung gewesen sein.

Zu meinem Entsetzen beschloss die ausgelassene Gesellschaft auch noch, die Sause in einer damals angesagten Diskothek fortzusetzen. Nun geriet das Trauerspiel endgültig zur Tragödie: Ich klinkte mich aus. Ganz sicher musste mein Kneifen auf Ilka einen verheerenden Eindruck gemacht haben. Niedergeschlagen und enttäuscht von mir selbst trat ich die Heimfahrt an.

Als Wiedergutmachung schlug ich Ilka eine Tour mit Besichtigung einer Tropfsteinhöhle vor (sic!).[34] In der kühlen Stille der Grotte würde ich endlich die drängenden Fragen ansprechen können. Ilka hatte sich jedoch ausgerechnet jetzt eine Nierenentzündung zugezogen. Motorradfahren ging bis auf weiteres gar nicht. Stattdessen überraschte sie mich mit dem Vorschlag, sie zu besuchen. Zu meinem großen Verdruss war es diesmal ich, der ihre Einladung wegen anderer Verpflichtungen nicht annehmen konnte. Anschließend flog Ilka in den Urlaub. Die Chance war vertan.

Nach den Ferien schien die Kommunikation zwischen uns nicht mehr so recht in Gang kommen zu wollen. Sowohl Ilka als auch ich schienen auf ein Zeichen des jeweils anderen zu warten. Hatte ich das nicht schon einmal erlebt? Während ich noch über das Déjà-vu-Erlebnis nachgrübelte, ermahnten mich Ilkas eindringliche Blicke, die überfällige Aussprache nicht länger hinauszuschieben. Im Laufe dieses einstündigen Gesprächs

33 „Kurt" ist der Protagonist des Songs „Hier kommt Kurt" von Frank Zander. Im Liedtext heißt es: „Alle hetzen, alle fetzen, alle rocken um mich rum, alle jumpen, alle reaggen und nur ich allein sitz rum. Warum? Ich hab`s einfach nicht nötig Freunde."

34 Sic: Der Einschub wird hier verwendet, um auf einen bestimmten Wortlaut hinzuweisen, der bereits an früherer Stelle verwendet wurde.

wurde mir klar, dass ich durch mein sonderbares Verhalten Ilka ein verheerendes Bild von mir vermittelt hatte, das es schnellstens zu korrigieren galt. Ihre deutlichen Worte schreckten mich auf. Sollte ich tatsächlich für Ilkas niedergedrückte Stimmung verantwortlich sein? Dabei hatte ich doch zigmal bei ihr angerufen, hatte ihr Briefe geschrieben, Blumen geschenkt …

Ich war nicht weniger betrübt und ernüchtert als Ilka. *Je mehr ich darüber nachdachte, desto deutlicher sah ich die Unterschiede und Gegensätze unserer Gedanken- und Gefühlswelten vor mir.* War dies schon das Ende unserer gegenseitigen Hinwendung? Nahezu trotzig fassten wir den Vorsatz, es noch einmal mit uns zu versuchen. Und doch ahnte ich, dass uns ein neuer Anlauf nur noch unglücklicher machen würde. Es kam nicht mehr dazu. Nach dem Abitur entschwand Ilka für ein Vierteljahr nach Griechenland – und somit aus meinem Leben. Wir haben uns schnell aus den Augen verloren. Erst knapp vier Jahrzehnte später habe ich sie wieder aufgespürt.

Vorläufige Bestandsaufnahme

Was blieb nach all den Jahren des Suchens? Mit Angela mag alles nur eine harmlose Schwärmerei zwischen Teenies gewesen sein. Bianca hatte ich – zumindest zeitweise – ernsthaftere Absichten unterstellt. Und Ilka? Auch sie schien sich meiner zunächst angenommen zu haben, war aber letzten Endes von meiner spröden Art vergrault worden. Für weitere Versuche, während meines Schülerdaseins doch noch eine feste Freundin zu finden, fehlte am Ende die Zeit. Die Mädchen mit 17, 18 oder 19 Jahren waren ohnehin schon vergeben. Moment, das stimmt nicht ganz! Ein Mädchen aus meinem Philosophiekurs machte mir derart schöne Augen, dass selbst ich es nicht übersehen konnte. Leider waren es ausgerechnet Judiths Augen, die es mir nahezu unmöglich machten, ihren Blicken lange standzuhalten. Sie durchbohrte mich mit ihren Blicken geradezu. Die Ärmste konnte nichts dafür, sie hatte dieses Basedow-Syndrom.[35] Leider neigte sie auch ein wenig zu körperlicher Fülle (ja, ich weiß, das ist unfair und ungerecht. Aber Kriterien wie Charakter und innere Werte spielten in meinem unreifen Wertekanon damals eben noch keine große Rolle).

Die Bestandsaufnahme fiel durchwachsen aus. Am Ende hatte ich zwar oberflächliche Erfahrungen mit mehreren Vertreterinnen des weiblichen Geschlechts sammeln können, war aber noch immer Single. An

35 Basedow-Syndrom: Autoimmunerkrankung der Schilddrüse, bei der die Augäpfel aus den Augenhöhlen hervortreten (Exophthalmus).

Gelegenheiten, diesen unbefriedigenden Zustand zu beenden, hat es wahrlich nicht gefehlt. Wohl aber am Vermögen, mehr daraus zu machen als unverbindliche Bekanntschaften. Die Jugendzeit war vergangen, doch der Traum von der großen Jugendliebe hat sich nicht erfüllt. Und nun kündigte sich bereits der nächste Lebensabschnitt an.

Klappe! Die zweite!

Nach dem Abitur anno 1980 hing ich eine Zeit lang ziemlich in den Seilen. Der feste Bezugspunkt Schule existierte ja nicht mehr. Das Kapitel war abgeschlossen. Einen Studienplatz hatte ich indes noch nicht zugeteilt bekommen. Ich war 22 Jahre alt und der Verdruss über meine Beziehungskisten fraß noch immer an meinem Selbstwertgefühl wie der Adler an Prometheus' Leber. Ich suchte Trost in den Briefen, die mir Bianca einst geschrieben hatte. Aus einem nostalgischen Anflug heraus baldowerte ich ihre Telefonnummer aus, allerdings ohne den Willen oder die Absicht, sie anzurufen.

Bianca war nach ihrem Schulabgang in eine benachbarte Stadt gezogen. Anfangs hatten wir noch hin und wieder Kontakt gehabt, dann trat Funkstille ein. Mal ehrlich, sagte ich mir: Warum sollte Bianca nach so langer Zeit noch etwas mit mir zu tun haben wollen? Früher, da hatte sie mir die eine oder andere goldene Brücke gebaut. Doch eine geheimnisvolle „Höhenangst“ hatte mich stets daran gehindert, einen Fuß darauf zu setzen. Jetzt war der Zug abgefahren. Eine so attraktive, junge Frau wie Bianca hatte wahrscheinlich längst einen Partner gefunden, der in jeder Beziehung besser zu ihr passte.

Ein paar Tage nach meinen Nachforschungen nach ihrem Verbleib läutete das Telefon. Ich fiel aus allen Wolken, als ich Biancas vertraute Stimme vernahm. Sie hatte von ihrem Vater von meinen Recherchen erfahren und war ganz aus dem Häuschen, weil ich mich noch nicht bei ihr gemeldet hatte. Bald darauf erhielt ich einen weiteren Anruf von ihr. Wir redeten wie in alten Zeiten geschlagene drei Stunden. Zum krönenden Abschluss lud sie mich in ihre neue Wohnung ein. Sie meinte, da könnten wir uns viel bequemer unterhalten. Sie würde sich freuen, wenn ich ihr Gesellschaft leistete.

Es war wie bei Dreharbeiten für einen Film, wenn der Regisseur die Akteure anweist, eine Szene erneut zu spielen: „Klappe, die zweite!“ Die lange Funkstille schien unserer Freundschaft nicht geschadet zu haben. Auf der Stelle verwandelte sich mein seelisches Tiefdruckgebiet in eitel Sonnenschein. Grund zur Vorsicht war dennoch angeraten. Schließlich kannte ich meine sozialen Schwachstellen mittlerweile hinlänglich.

Vor dem Besuch legte ich eine to do-Liste[36] an: Sei nett zu ihr! (das hat sie verdient); betreibe Konversation! (das erwartet sie); überrasche sie mit einem Kompliment! (das wird sie freuen); zeige ihr, dass dir ihre Freundschaft immer noch etwas bedeutet! (das wird sie zu schätzen wissen); unterlasse alles, was sie vor den Kopf stoßen könnte! (das würde sie verletzen).

Die Tür öffnete mir eine Bianca, die sich verändert hatte. In ihren Klamotten, pardon, ich sollte besser sagen: In ihrer Garderobe machte sie noch eine elegantere Figur als sie es früher ohnehin getan hatte. Sie schenkte mir den gesamten Abend, in dessen Verlauf wir launig über die alten Zeiten plauderten („weißt du noch…?", „erinnerst du dich…?", „war das nicht…?").

Bianca hatte beschlossen, dass unser Wiedersehen kein isoliertes Einzelereignis bleiben sollte. Wir verabredeten eine gemeinsame Ausfahrt mit dem Motorrad – gleich für den folgenden Sonntag. Erst nach Mitternacht ließ sie mich gehen – diesmal nicht ohne Abschiedsküsschen. Einen grottenschlechten Eindruck konnte mein Besuch demnach nicht auf sie gemacht haben.

Mein Glückshormonspiegel stieg wie ein Barometer auf den Azoren. Bianca schien mich doch noch irgendwie zu mögen. Oder hatte sie mich gar in ihr Herz geschlossen? Wohl aus alter, schlechter Erfahrung hatte sie mir unmissverständlich mit auf den Weg gegeben: „Es hängt einzig und allein von d i r ab, wie es mit uns weitergeht."

Leider zeigte sich das Sonntagswetter vom Tagesgestirn sehr vernachlässigt. Petrus war wohl kein Motorradfahrer. Doch ich brauchte nicht zu fürchten, dass unsere Ausfahrt ins Wasser fiel. Bianca holte mich mit ihrem Wagen ab. Als Ziel unserer Tour ergab sich (nomen est omen) ganz zwanglos ein Ort namens Amorbach. Im dortigen Schlosspark überraschte mich Bianca mit einer Anschmiegsamkeit, die ich nie zuvor bei ihr erlebt hatte. Das war kein plumpes Ranwanzen, dafür hatte Bianca zu viel Stil. Ihre Berührungen waren subtil, unaufdringlich, eher forschend, abwartend. Aber sie waren da. Und sie waren nicht unangenehm.

Seit Angela vor sieben Jahren war mir kein weibliches Wesen mehr so nahe gekommen wie Bianca. Ich war rundum glücklich, mit ihr zusammen sein zu dürfen. *Und ich war überzeugt: Wenn i c h selig bin, dann musste s i e es auch sein.*

36 To-do-Liste: Aufgabenliste, Liste-offener-Punkte (LOP).

Sirenenalarm!

Nach dem Ausflug verabschiedete sich Bianca nicht etwa. Statt die Heimfahrt anzutreten, bestand sie darauf, den schönen Tag auf meiner Bude im Souterrain des elterlichen Hauses ausklingen zu lassen. Welch unverhofter Glanz in meiner bescheidenen Hütte! Da ich irgendwo gelesen hatte, dass Frauen Kerzenschein romantisch finden, entzündete ich ein paar der wächsernen Lichtspender. Dann legte ich Platten auf. Während wir auf dem Sofa plauderten, löste Bianca wie beiläufig ihre hochgesteckte, dunkelblonde Mähne. Nanu? War das bereits der Moment, in dem es „einzig und allein von mir abhängt"? Viel zu früh, wie ich fand. Doch in meine Gedanken mischte sich leise das Wispern der Sirenen:[37] Flirtsignale!

Um mir meine Unsicherheit nicht anmerken zu lassen, schwadronierte ich tapfer drauflos. Ich ließ vermutlich einen Monolog über eines meiner Lieblingsthemen vom Stapel (so genau kann ich mich nicht mehr erinnern, da mein hübscher Gast all meine Aufmerksamkeit in Anspruch nahm). Bianca wird so wenig Interesse daran gefunden haben wie eine Alpensennerin an den Hamburger Wasserstandsmeldungen. Es wäre viel klüger gewesen, Bianca irgendein Kompliment zu machen (der Anlass saß ja genau vor mir). Doch die Unbekümmertheit, mit der ich als kleiner Steppke im Kaufmannsladen Artigkeiten an eine fremde Frau verteilt hatte, ließ mich jetzt leider im Stich.

Bianca spielte das Spiel mit. Sie hatte noch weitere Trümpfe im Ärmel, die sie nun auszuspielen begann. Sie streifte ihre Schuhe ab und winkelte die Beine waagrecht auf dem Sofa an. Durch die legere Sitzposition geriet der Saum ihres knallroten Lederrocks in Bewegung. Bei seiner Wanderung gab er einiges von ihren Beinen preis, was zuvor verhüllt gewesen war. Die Atmosphäre begann zu knistern wie eine statisch aufgeladene Schallplatte. Was ging hier vor?

Trotz dieser dezenten Provokationen wusste Bianca die Grenzen der Schicklichkeit souverän zu wahren. Ordinäre Anmache war nie ihr Ding. Dennoch wurde mir nun doch ein wenig sonderbar zumute. Erneut schalteten sich die Sirenen in meine Gedanken ein, dieses Mal ungleich energischer: FLIRTSIGNALE!

Um meine Unsicherheit zu überspielen und um Zeit zu gewinnen, legte ich eine Platte nach der anderen auf (vielleicht hätte Bianca an meiner

37 Sirenen: In der griechischen Mythologie Mischwesen aus Mensch und Vogel, die durch betörenden Gesang Schiffer in den Untergang locken.

Stelle „Joyride“[38] von Roxette gewählt, doch dieser Song wurde erst einige Jahre später veröffentlicht).

Bianca saß keine zwei Meter von mir entfernt. Ihre gesamte Pose schien ein einziges Erlaubersignal zu sein: „komm doch mal ‘rüber, Mann, und setz dich zu mir hin, weil ich’n Mädchen bin, weil ich’n Mädchen bin. Keine Widerrede, Mann, weil ich ja sowieso gewinn, weil ich’n Mädchen bin.“[39]

Die Sirenen stimmten unüberhörbar in den Gesang von Lucilectric ein: **FLIRTSIGNALE**!

Da die Sirenen dafür bekannt waren, Männer ins Verderben zu locken, schenkte ich ihren Einflüsterungen zunächst keinen Glauben. Ja, es konnten Flirtsignale sein. Es konnte sich aber auch ganz anders verhalten. Ich wollte Gewissheit haben, fand aber weder die geeigneten Worte noch ein geeignetes Mittel, in den Besitz der Wahrheit zu gelangen.

Bianca blieb gelassen und freundlich. Sie war klug genug, den natürlichen Entwicklungsgang nicht zu stören. Doch obwohl die Entwicklung nicht in Gang kam, zeigte sie keine Spur von Verstimmung, im Gegenteil: Beim mittlerweile obligatorischen Abschiedsküsschen ermunterte sie mich, sie „unbedingt anzurufen“, wenn das Wetter eine Motorradtour ermöglichen sollte. Gerne wolle sie dann mit mir einen weiteren, so schönen Ausflug wie heute unternehmen.

Dieser Abend machte mir arg zu schaffen. Ich hatte das Gefühl, ganz nah dran zu sein. Es hinge nur von mir ab, wie es mit uns weitergeht, hatte Bianca gesagt! Doch was tun? Was war in dieser Situation angebracht, was war nicht angebracht? Es ging mir wie Wallenstein:[40] Ich musste Gewissheit haben! Da ich hochkomplexen Situationen auf der emotionalen Ebene immer noch nicht gewachsen schien, griff ich auf die für mich geeignetste Methode zurück: Meine Gedanken schriftlich in Worte zu fassen. Ich legte Bianca – soweit es mir möglich war – meinen Seelenzustand offen, verbunden mit der Frage, ob sie sich vorstellen könne, unsere nun fast schon zehnjährige Freundschaft zu vertiefen. Dem Brief legte ich ihre Haarklammern bei, die sie an jenem romantischen Abend bei mir hatte liegenlassen. Bianca bedankte sich prompt telefonisch für die ihr erwiesene Aufmerksamkeit. Auf meinen Brief bezogen ermahnte sie mich, nicht so „lahmarschig“ (!) zu sein. Bianca hatte tatsächlich die derbe Vokabel „lahmarschig“ ausgesprochen – und das will etwas heißen. Eine für

38 Joyride: Von Marie Fredriksson (1958-2019) gesungener Song der schwedischen Gruppe „Roxette“ (1991).

39 „Mädchen“: Hit der Berliner Gruppe „Lucilectric“ (1994).

40 Wallenstein (1583-1634), eigentlich Albrecht Wenzel Eusebius von Waldstein: kaiserlicher Generalissimus während des Dreißigjährigen Krieges. Obwohl er ein nüchterner Stratege und Taktiker war, suchte er Gewissheit in der Astrologie.

ihre Verhältnisse dermaßen drastische Ausdrucksweise war ich gar nicht von ihr gewohnt. Das war nicht ihr übliches Vokabular. Sie wollte mir wohl dringend zu verstehen geben, dass ich endlich zur Sache oder in die Gänge kommen solle. Konnte noch irgendein Zweifel daran bestehen, dass sie mich mit ihren Worten und Taten erneut auf eine goldene Brücke zu locken versuchte?

Doch da schwang erstmals noch etwas Anderes mit: Bianca schien zu ahnen, dass sich zwischen uns eine eigenartige Barriere befand, die für uns beide schwer zu überwinden war. Wollte sie mir über diese unsichtbare Mauer hinweg die Hand reichen? Nahm sie sich vielleicht deshalb so viel Zeit für mich? Schickte sie mir vielleicht deshalb immer wieder Postkarten mit „lieben Grüßen bis bald"?

Endlich war der Tag unseres Motorradausfluges gekommen. Das Wetter ließ nichts zu wünschen übrig. Mit dem Kopfschutz meiner Schwester behelmt nahm Bianca hinter mir auf der Sitzbank Platz. Drei Burgen hatte ich zur Besichtigung ausgewählt. Unser gemeinsames Interesse an Kunst und Kultur bot reichlich Gelegenheit zur Fachsimpelei. Auf emotionalem Terrain bewegte ich mich meist wie ein von Blitzeis überraschter Invalide, der seinen Rollator vergessen hat. Wenn es aber um geschichtliche oder technische Fakten und Daten ging, konnte ich wahre Vorlesungen aus dem Stegreif[41] halten. Scherzhaft nannte Bianca mich dann „Herr Professor".

Ja, sie war eine liebenswerte Person – war es schon damals, als man sie neben mich auf die Schulbank gesetzt hatte. Daran hat sich in all den Jahren nichts geändert. Ob mein sprödes Verhalten auf die Dauer ausreichte, ihre freundschaftliche Zuneigung (oder was für Empfindungen es auch immer sein mochten) zu erhalten?

Turgenjew, Theater und Transatlantik

Bianca hat sich in der Tat immer wieder etwas einfallen lassen, um mich mit der Nase auf dieses heikle Thema zu stoßen. Ein schönes Beispiel soll hier nicht unerwähnt bleiben: Eines Tages ermunterte sie mich, eine Liebesgeschichte zu schreiben. Sollte wohl heißen: „Wenn du es mir nicht sagen kannst, dann bringe es eben auf diese Weise zum Ausdruck." Vielleicht dachte sie, „von der Liebe berührt, wird jeder zum Dichter" (Platon). Vielleicht wollte sie auch nur auszuloten, wie viel ich von solchen Dingen verstehe.

---

41 Stegreif: Veraltete Bezeichnung für den Steigbügel („Steigreifen"). Feldherren pflegten Ansprachen an ihre Truppen zu halten ohne vom Pferd abzusteigen = „aus dem Stegreif".

Ich begann tatsächlich mit dem Schreiben. Freilich gelangte das Projekt über das Stadium eines kläglichen Entwurfes nicht hinaus. Meiner Liebesgeschichte fehlte es an Tiefgang, an Authentizität, an Empathie, an Ironie, an Wärme, an Gefühl, an Erotik, kurz: An allem, was eine Geschichte zu einer Liebesgeschichte macht. In meinem Geschreibsel traten meine Brachflächen auf emotionalem Gebiet offen zu Tage. Wie beschreibt man Gefühle? *Wie drückt man warme Empfindungen und Zuneigung aus? Sicher nicht wie eine Tube Zahnpasta.*

Bianca schien meine Schwierigkeiten bald erkannt zu haben. Prompt ersann sie eine neue Strategie: Um die Schreibblockade zu überwinden, solle ich zuvor das Buch „Erste Liebe" von Iwan Sergejewitsch Turgenjew lesen. Sofort besorgte ich mir das Reclam-Bändchen und las es in einem Rutsch durch. Großartig, was man von dem russischen Großmeister über Liebe und tiefe Gefühle so alles lernen kann!

Zu meiner nicht geringen Verwunderung sah ich in dieser autobiografischen Erzählung meine ambivalenten Gefühle der vergangenen Jahre auf das Genaueste Wiedergegeben: „Es war eine seltsame, fiebrige Zeit, eine Art Chaos, in welchem die widersprüchlichsten Gefühle und Gedanken, Verdächtigungen, Hoffnungen, Freuden und Leiden ihre Wirbel vollführten." (Turgenjew 1976, S. 165) Treffender hätte ich meine eigenen Erfahrungen nicht in Worte fassen können! Selbst Biancas merkwürdige, von mir nicht einschätzbaren Stimmungsschwankungen, die mich früher wiederholt in Verwirrung gestürzt hatten, erkannte ich darin wieder. Bianca verfügte offenbar neben weiblicher Intuition über eine bemerkenswerte Beobachtungsgabe, die es ihr erlaubte, den imaginären Schleier, der mich zu umgeben schien, zumindest zu erahnen (ihn zu zerreißen gelang erst Jahrzehnte später einer anderen Frau. Doch gemach, wir wollen ja nicht vorgreifen).

Zu meiner Freude teilte Bianca nicht nur mein Interesse für Literatur, sondern auch meine Begeisterung für klassisches Theater. Ich platzte fast vor Stolz, wenn sie mich in ihrer noblen Abendgarderobe zu Schillers „Kabale und Liebe" und zu „Edward II" von Christopher Marlowe begleitete. Sie sah hinreißend aus. Die Diven meiner Kindheit begannen neben ihr zu verblassen.

Bei einer dieser Gelegenheiten schenkte ich ihr ein vergoldetes Kettchen (die nette Geste hatte ich Jean Paul Belmondo in dem Film „Cartouche, der Bandit" abgeschaut und sogleich auf meiner to-do-Liste notiert). Bianca dankte es mir mit einem Kuss. Ich war nun nahezu überzeugt, dass sich unsere Poussade[42] zu Schulzeiten in etwas Ernsthafteres, vielleicht

42 Poussade: Kurzes, nicht sehr ernsthaftes Liebesverhältnis zwischen jungen Leuten

sogar in gegenseitige Zuneigung verwandelt hatte. Bianca, eine junge Frau von 24 Jahren, wusste, was sie wollte – trotz aller Fehlschläge und Widerstände. Es schien, als habe sie sportlichen Ehrgeiz entwickelt. Doch ich stellte ihre Geduld immer wieder auf harte Proben: Machte sie mich auf Theateraufführungen in ihrer Stadt aufmerksam, reagierte ich nicht. Auf ihren Hinweis, in Basel gäbe es eine Salvadore-Dali-Ausstellung, ging ich nicht weiter ein. Erst viel später wurde mir klar, dass es sich um Vorschläge gehandelt haben könnte in der Erwartung, etwas gemeinsam zu unternehmen. Wen wundert's, dass am Ende stets die Ernüchterung folgte – „und dann war ich wieder völlig fertig".[43]

Es war Herbst geworden und ich beschäftigte mich mit der Urlaubsplanung für den Sommer 1982. Mir schwebte eine Motorradtour durch Sardinien vor. Bianca stand der Reise nicht ablehnend gegenüber. Allerdings hegte ich die Befürchtung, dass aus der gemeinsamen Reise nichts werden würde, wenn wir bis dahin in unserer „Beziehung" nicht ein paar Schritte weiter gekommen waren. Auf einer so langen Motorradreise musste man sich blind aufeinander verlassen können. Für dieses Vertrauen war das emotionale Fundament offenbar noch nicht tragfähig genug, unsere persönliche Beziehung zu flach. Auch wenn sie sich zunächst nichts anmerken ließ, schien Bianca Zweifel zu hegen, ob das mit uns noch etwas werden würde. Ich merkte es daran, dass sie sich auf Verabredungen nicht mehr einließ, stattdessen lieber „Bekannte" besuchte oder das Tennisspielen bevorzugte. Ich fragte mich, mit wem? Tennis war nie ein Sport für mich gewesen, weil sich die Filzkugel meist schneller bewegte als ich meinen Schläger.

Biancas Anrufe wurden spärlicher. Auf die Sardinienreise ging sie nur noch halbherzig ein (anstatt mit mir nach Sardinien fuhr sie etwa zur gleichen Zeit nach Korsika). Selbst die *ultima ratio*, ein Blumenstrauß, verfehlte diesmal ihre Wirkung: Da habe mich wohl „das schlechte Gewissen geplagt", kommentierte Bianca ironisch. Nein, es war nicht mein Gewissen, was mich peinigte. Es waren die Wut und die Verzweiflung über mein Unvermögen, eine Beziehung zu einem so aufgeschlossenen und zugänglichen Menschen wie Bianca aufzubauen und zu pflegen. Sie hatte ihr Bestes gegeben, und das über einen erstaunlich langen Zeitraum. Doch das unsichtbare Netz zwischen uns erwies sich leider als zu engmaschig. Es ließ nur eine begrenzte Annäherung zu.

Bianca hatte es sich mit mir wahrlich nicht leicht gemacht. Jeder andere wäre auf Grund ihrer Flirtsignale vor Entzücken übergeschnappt. Je-

43 Textzeile aus Udo Lindenbergs „Cello".

der andere hätte ihre Erlaubersignale sofort dechiffriert und erwidert. Meine Antennen für derartige Botschaften schienen hingegen anders gepolt zu sein. Selbst wenn es mir gelang, diese Botschaften zu entschlüsseln, war ich meist um eine adäquate Erwiderung verlegen. Bianca wird schließlich bemerkt haben, dass sich etwas zwischen uns befand, was uns den entscheidenden Schritt aufeinander zu dauerhaft verwehrte. So musste unser „Verhältnis“ im Sande verlaufen. Es hätte nie tragfähigen Boden erreicht.

Wir statteten uns noch Besuche anlässlich unserer Geburtstage ab. Es war jedoch nur eine Frage der Zeit, bis Bianca jemanden finden würde, der sich nicht so anstellte wie der letzte Mensch. Briefe und Karten schrieb sie mir nach wie vor jede Menge. Sie kamen aus allen Ecken der Welt: Mal aus Kalifornien, mal aus Südafrika, mal von Hawaii, mal aus Singapur, mal aus was weiß ich woher. Ich fragte mich, wie sie diese bestimmt sehr kostspieligen Reisen finanzierte. Sicher hatte sie jemanden kennengelernt, der ihr materiell, emotional und auch sonst etwas zu bieten hatte. Warum auch nicht? Warum sollte Bianca die besten Jahre ihres Lebens weiter verschwenden?

Als sie mir mitteilte, für ein Modehaus in Saloniki tätig werden zu wollen, freute ich mich aufrichtig für sie, auch wenn damit die Zeit gemeinsamer Unternehmungen endgültig vorbei war. Fashion und lifestyle wear: Das passte besser zu ihr als passiv auf dem Rücksitz eines Motorrads zu hocken und sich langweilige Monologe anzuhören. Die Bestätigung ließ denn auch nicht lange auf sich warten. Bianca sandte mir eine Fotografie von sich, die einem Lifestyle-Magazin hätte entnommen sein können. Auf dem Foto entsteigt sie gerade einem Pool, eine weiße Blüte im nassen Haar und einen Cognacschwenker in der Hand. Auf ihrer Haut klebt ein weißes, hüftlanges T-Shirt. Durch die Nässe ist es fast so durchsichtig wie Zellophan. Das Foto ist pikant, aber es hat Stil. Es schien mir sagen zu wollen: „Sieh nur, was du dir hast entgehen lassen.“ Eine so persönliche Fotografie verschenkt man ja nicht einfach so. Auch in ihren Briefen war die alte Freundschaft noch lange zu spüren.

Eines Tages meldete sich an ihrem Telefon überraschend eine männliche Stimme. Nein, Bianca sei im Moment nicht zu sprechen, sie befände sich gerade unter der Dusche, teilte mir der Unbekannte am anderen Ende der Leitung mit. Rücksichtsvoll wie ein Vorschlaghammer ließ ich Bianca unter der Dusche hervorholen. Während ich wartete wurde mir klar, dass ich ihr eigentlich nichts mehr zu sagen hatte. Als sie den Hörer aufnahm, wirkte Bianca etwas atemlos und auch ein wenig verlegen. Mein Anruf schien in einem sehr unpassenden Augenblick erfolgt zu sein. Doch selbst jetzt ließ sie sich nicht dazu hinreißen, mich, den Störenfried, barsch abzuweisen. Ich beschränkte das Gespräch auf ein paar kurze Belanglosigkeiten. Bei Cora und Ilka hatte ich noch aus aussichtsloser Position heraus nachgefasst. Inzwischen hatte ich gelernt: Man muss akzeptieren, wenn es vorbei ist.

Ein paar Tage später ließ Bianca mich wissen, dass sie nach Übersee auswandern und dort auf ein College gehen wolle. Diese Nachricht versetzte mir zwar einen Stich, aber ich war ihr nicht gram. Sie sollte ihr Glück machen, ganz gleich wo und mit wem. Ich hatte ja mit mir selbst mehr als genug zu tun.

Der Draht zwischen uns ist nie gänzlich abgerissen. Selbst als Bianca (wie erwartet) geheiratet hatte, verlief das Verhältnis zu ihr in den ruhigen Bahnen einer beständigen Freundschaft. Wir tauschten noch Fotografien unserer Kinder aus, als diese bereits erwachsen waren. Es gibt keinen Menschen, mit dem ich länger freundschaftlich verbunden bin.

Flirt oder Liebe?

Um mir mein Studium zu finanzieren, arbeitete ich nach dem Abitur elf Monate als Werksstudent in einem großen Maschinenbauunternehmen. Das Büro teilte ich mit zwei jungen Kollegen, lustigen Typen, die stets unverschämt gut gelaunt und jederzeit zu einem Späßchen aufgelegt waren. Der eine, ein rothaariger Hüne (nennen wir ihn „Pat“), besaß das lockerste Mundwerk, das mir je zu Ohren gekommen ist. Wenn er etwas für vollkommen überflüssig hielt, war einer seiner galligsten Sprüche: „Das ist so unnötig wie dem Papst sein Sack!“ Ich konnte mich nie entscheiden, was mir an diesem Statement die größere Bewunderung abnötigte: Die bestechende Logik oder die eigenwillige Grammatik.

Der andere („Patachon“) war ein schmächtiger Büromensch mit pfiffigen Äuglein. Seine Brillengläser, durch die er jeden taxierte, der sich in seine Nähe traute, hätten als Deckel von Einmachgläsern durchgehen können. Seine Zunge war so spitz und scharf wie eine Chilischote. Vor seinem ätzenden Spott durften sich nicht einmal seine Vorgesetzten sicher fühlen.

Es war mir ein Rätsel, wie man pausenlos so witzig und schlagfertig sein konnte wie diese beiden Typen. Die konnten reden wie ein Wasserfall nach vierzehn Tagen Dauerregen. Wichtig für mich war, dass mich meine extrovertierten Kollegen so akzeptierten, wie ich bin: Zurückhaltend und nicht gerade eine Ausgeburt an Beredsamkeit. Ungeachtet der Tatsache, dass ich komplett aus ihrer Art schlug, war ich in ihren Augen dennoch einer von ihnen.

Hin und wieder tauchte eine junge Trainee namens Karola in unserem Büro auf, entweder um mir Unterlagen zu bringen oder um sie wieder abzuholen. Sobald sie den Raum betrat, überboten sich Pat und Patachon gegenseitig im Absondern von Liebenswürdigkeiten wie „Die Sonne geht auf!", „Mein Tag ist gerettet!" oder ähnlich sinnfreiem Schmus. Ich dagegen begegnete der jungen Frau stets geschäftsmäßig korrekt. Unsere Dialogtexte hätte man auf einer Briefmarke unterbringen können.

Immer wenn Karola an meinen Schreibtisch trat, grienten und feixten meine gewitzten Kollegen um die Wette. Was sie mit ihren seltsamen Gebärden bezweckten, war mir zunächst schleierhaft – bis es die beiden Spottdrosseln nicht mehr aushielten und mich aufklärten.

„Merkst du eigentlich nicht, dass die Kleine in dich verknallt ist? Die kommt doch nur wegen dir!", platzte Pat heraus, kaum dass sich die Tür hinter der Mitarbeiterin geschlossen hatte. Und Patachon ergänzte: „Den Schreibkram könnte sie genauso gut mit der Rohrpost schicken. Jetzt sprich' sie halt mal an! Lad' sie zum Kaffee ein, du Langweiler!"

Pat und Patachon setzten mir dermaßen zu, dass mir nichts anderes übrig blieb, als ihren burschikos vorgetragenen Rat zu beherzigen.

Bei früheren Gelegenheiten hatte ich herausgefunden, dass es der Konversation dienlich ist, wenn ich nicht unentwegt monologisiere. Deshalb überließ ich zunächst Karola das Reden (*ich hätte sowieso nicht gewusst, wie ich den „small talk" hätte beginnen sollen*). Ich selbst beschränkte mich auf vereinzelt eingestreute Bemerkungen wie „Tatsächlich?", „Donnerwetter!" „Sag' bloß!" oder „Das ist ja interessant!" Auf diese Weise geriet die Unterhaltung nicht ins Stocken, auch wenn ich selbst kaum etwas Geistreiches dazu beitrug. Die Frage war nur: Konnte man Karolas Plauderlaune tatsächlich schon als ein Anzeichen von Verliebtheit deuten? Selbst wenn mir das meine Kollegen weismachen wollten: Ich war mir da längst nicht so sicher. Doch die Erfahrungen mit Ilka und Bianca hatten mich gelehrt, die Fühler aktiv auszustrecken und zu sondieren, statt passiv abzuwarten, bis die Gesprächspartnerin frustriert die Segel strich. Als unsere Unterhaltung spürbar an Angeregtheit einzubüßen begann, erkundigte ich mich in einem wahren Mutausbruch, ob Karola Lust habe, mich am Wochenende ins Freibad zu begleiten. Ohne auch nur eine Sekunde zu zögern stimmte sie zu.

Wow! Pat und Patachon klappten simultan die Unterkiefer herunter, als ich ihnen beiläufig von meinem Erfolg berichtete. Beide waren schwer beeindruckt. Pat meinte, jeder andere hätte Karola erst mal ins Kino eingeladen. Ich sei wirklich ein Glückspilz, versicherte mir Patachon. Meine beiden Kollegen hätten sicher einiges dafür gegeben, die hübsche Kollegin im Bikini bewundern zu dürfen. Dieses außerordentliche Privileg wurde nun mir zu Teil – und das gleich bei der ersten Verabredung.

Während unseres Rendezvous fiel mir auf, dass Karola die ungezwungene Freibadatmosphäre in vollen Zügen auskostete, ja sie geradezu ausnutzte. Am Arbeitsplatz ist man gut beraten, auf korrekte Garderobe und auf angemessene Distanz zu achten, um sich nicht dem Vorwurf der Anmache oder gar der Belästigung auszusetzen. Hier, inmitten der nur mit dem Nötigsten bekleideten Badegäste, suchte Karola im Bikini sowohl im Wasser als auch auf der grünen Wiese ohne das geringste Anzeichen von Befangenheit den hautnahen Kontakt. Es waren allerdings eher ihre Blicke und ihr Mona-Lisa-haftes Lächeln, weniger ihre weiblichen Attribute, die mich in Verlegenheit brachten. Wenn wir im Gras lagen, schaute sie mir einfach nur in die Augen, ohne ein Wort zu sagen. *Da ich ihrem Blick nur bedingt standhielt, war ich in ihren Augen sicher ein Ausbund an Schüchternheit.* Meine Gedanken rotierten indessen mit wachsender Geschwindigkeit um folgende Fragen: Wollten mir diese Augen und dieses Lächeln etwas sagen? Sendeten Karola Flirtsignale aus? Welche Erwiderung meinerseits könnte als erwünscht angesehen werden? Oder wurde ich zum wiederholten Mal lediglich auf's Glatteis geführt? Wie sich Gewissheit verschaffen?

Nun, wer nicht fragt, bleibt dumm.[44] Im Vertrauen auf die Expertenmeinung meiner gewitzten Arbeitskollegen entschloss ich mich, auf's Ganze zu gehen und zu wagen, was ich mir bei Ilka und Bianca nicht getraut hatte.

„Flirtest du etwa mit mir?“, erkundigte ich mich, als wolle ich wissen, ob der Postbote ein Paket abgegeben hat. Als Antwort schenkte Karola mir einen verlegenen Augenaufschlag, wie wenn sie sich ertappt fühlte. „Sieht man das denn nicht?“, sollte das wohl heißen. Müsste sich Widerspruch nicht auf andere Art bemerkbar machen? Wir ließen die Frage zunächst offen, verabredeten aber, möglichst bald wieder Schwimmen zu gehen.

Drei Tage später sprach Karola die drei magischen Worte aus: „Ich liebe dich!“

Ich war vollkommen überrumpelt. Zu einer Entgegnung war ich in diesem Moment nicht fähig. Mir war buchstäblich die Spucke weggeblieben. Insgeheim hatte ich gehofft, dass es so kommen möge. Doch als das Liebesbekenntnis ausgesprochen war, konnte ich es kaum glauben. Diese ein-

---

44 Aus der Titelmelodie der Sendereihe „Sesamstraße“.

fachen drei Worte, die auszusprechen ich jahrelang nicht fähig war, gingen Karola bereits beim zweiten Date mit einer Leichtigkeit und Selbstverständlichkeit von den Lippen, die mich erschütterten. Unglaublich, wie einfach das sein kann!

Meine couragierte Begleiterin indessen hielt sich mit meiner Sprachlosigkeit nicht lange auf. Sie senkte die Augenlider (obwohl wir im Schatten lagen und sie von der Sonne nicht geblendet wurde) und öffnete ein wenig ihre Lippen. Da ich dieser nonverbalen Einladung nicht Folge leistete, nahmen ihre Lippen in eindeutiger Absicht Kurs auf meinen Mund. Dieser war ebenfalls geöffnet, jedoch vor Erstaunen. Karolas Lippen fühlten sich weich und warm an – und feucht. Küsse auf den Mund waren mir seit meinem 16. Lebensjahr nicht mehr unbekannt. Doch erst jetzt, ein halbes Dutzend Jahre später, lehrte mich Karola, dass Küsse sich weitaus aufregender anfühlen, wenn außer den Lippen auch noch ein weiteres Organ mitmischt. Flink wie ein Eichhörnchen, das der Nachbarhöhle einen Besuch abstattet, huschte Karolas Zunge herüber, wälzte sich kess mal hierhin, mal dorthin. Meine verharrte tatenlos im Hintergrund. Statt ihrer gab ein weiter unten beheimatetes Körperteil zu erkennen, dass ihm Karolas Spiel außerordentlich behagte. Es wollte mitspielen. Angesichts des sehr öffentlichen Ortes sah ich mich dringend genötigt, für eine Weile in der Bauchlage zu verharren. Der Grund war ohne weiteres einleuchtend: „Nähe macht groß“, wie Peter T. Schulz treffend bemerkt (Schulz 1992, o.S.).

An dieser Stelle sei mir erlaubt, aus gegebenem Anlass einen erläuternden Exkurs einzuflechten. Den sexuellen Erregungszustand, der mich im Freibad in die Bauchlage gezwungen hatte, führte ich seit seiner Entdeckung (vgl. „Zoo der Pubertiere“) im stillen Kämmerlein oft genug selbst herbei. Doch in der Öffentlichkeit, noch dazu von einer Badehose den Blicken nur unzureichend entzogen, brachten mich die unkontrollierbaren Alleingänge meines ständigen Begleiters in nicht geringe Verlegenheit. Dieser nicht immer und überall erwünschte Vorgang beschäftigte mich sehr. Auf „dicke Hose machen“ wie auf dem berühmten Plattencover der Rolling Stones[45] war meine Sache nicht. Auch empfand ich es als ungerecht, dass sich das „schöne Geschlecht“ in dieser Hinsicht eindeutig im Vorteil befindet: Das verräterische Geschehen vollzieht sich bei den Damen weitgehend im Verborgenen.

45 Das Cover des Stones-Bestsellers „Sticky Fingers“ von 1971 ziert ein männlicher Unterkörper in knallengen Jeans, unter denen sich die Geschlechtsorgane deutlich abzeichnen. Die provokante Covergestaltung stammt von Andy Warhol, in der Hose steckte der Schauspieler Joe Dallesandro.

Um Abhilfe zu schaffen, hatte ich bereits Jahre zuvor eine geniale Konstruktion ersonnen, die es mir erlaubte, die genierlichen Vorgänge jederzeit unter Kontrolle zu halten. Ich benötigte dazu lediglich die Stoffhülle eines Taschenregenschirms, kombiniert mit einer dünnen Lederschnur. Diskret verstaut und vertäut blieb der einäugigen Kobra im Schritt nichts anderes übrig, als mit gewaltsam gebeugtem Haupt, gewissermaßen in erzwungener Demutshaltung, zu verharren, bis sie sich wieder beruhigt hatte. Ihr triebhaftes wie sinnloses Zerren an der Kette war zwar für uns beide qualvoll, doch die Installation erwies sich als hilfreich, den äußeren Anstand zu wahren, oder wie man heute sagen würde: megacool 'rüberzukommen.

Ohne Frage war die Aktion aus heutiger Sicht vollkommen bescheuert. Doch so war ich damals eben. Statt von meiner sexuellen Energie fasziniert zu sein, irritierte sie mich. Ich hielt sie erziehungsbedingt für übersteigert und ließ nichts unversucht, sie mit Maßnahmen wie der eben beschriebenen wenn nicht zu unterdrücken, so doch in den Griff zu bekommen. Was sollte ich auch anderes mit ihr anfangen?[46]

Weshalb ich so viel Wert auf diese Art der Körperkontrolle legte? Nun, bei den Ureinwohnern Kolumbiens galt es als ausgesprochen maskulin und überlegen, wenn das männliche Glied in einer sexuell aufreizenden Situation keinerlei Regung zeigt. Bei der Wahl eines Häuptlings konfrontierte man die unbekleideten Anwärter mit der Anwesenheit einer ebenfalls nackten Schönheit. Derjenige, dessen Zeiger nicht ausschlug, bekam den Job (Schlenther 1971). Dieses hohe Maß an Selbstdisziplin beeindruckte mich kolossal. Eine so weitreichende Körperbeherrschung ohne Hilfsmittel zu erlangen, das war mein Ziel. Die triebhaften Reflexe erwiesen sich jedoch meist als stärker. Doch nun wieder zurück zu unserer Geschichte.

Karola ahnte natürlich nichts von den inneren Kämpfen, die ich mit mir auszufechten hatte. Wir trafen uns von nun an so oft wir es einrichten konnten. Meistens hingen wir nach Feierabend irgendwo engumschlungen auf einer durch Buschwerk gut getarnten Parkbank ab. Aus den verspielten Berührungen der Lippen wurden lange, sinnliche Küsse, die uns

---

46 „Viele Autist_innen [erleben] die Veränderungen ihres Körpers nicht nur als befremdlich, sondern mitunter auch als beängstigend […] Dies liegt oft daran, dass Autist_innen nicht oder nur sehr begrenzt über die körperlichen Veränderungen, die mit der Pubertät einhergehen, aufgeklärt werden […] Hierdurch kommt es bei manchen Autist_innen zu einer geradezu zwanghaften Beschäftigung mit dem eigenen Körper […] Dadurch haben sie kaum Gelegenheit, ihren sich im Veränderungsprozess befindlichen Körper entsprechend ihrer Möglichkeiten und Bedürfnissen wahrzunehmen und zu erfahren, was sicherlich Auswirkungen auf die Identifikation mit dem eigenen Körper und dem eigenen Körperbild hat." (Lache 2016, S. 75f.)

die Welt ringsumher vergessen ließen. Seit neuestem wagte ich es, meine Zunge auf einen Besuch zu ihrer ungeduldigen Spielgefährtin hinüberzuschicken. Dort wurde sie von Karolas munterem Gegenstück ausgelassen in Empfang genommen.

Mir war, als träumte ich das alles. Ich hatte eine verliebte junge Frau in meinem Arm, ohne recht zu wissen, wie ich zu meinem Glück gekommen war. Wenn Pat und Patachon mich nicht mit der Nase darauf gestoßen hätten, hätte ich es wahrscheinlich nicht einmal bemerkt.

Wie verliebt musste Karola sein, dass sie so stürmisch meine Nähe suchte! Es machte mir nicht einmal etwas aus, dass sie sich für das Motorradfahren nicht begeistern konnte. Genau betrachtet entsprach sie nicht meinem „Beuteschema“, doch gefiel ich mir in der Rolle der begehrten Beute eindeutig besser als in der des erfolglosen Jägers.

Kusstechnisch konnte ich mich bei unseren Rendezvous enorm weiterentwickeln. Nach mittlerweile 23 Lenzen waren diese mit Karolas tatkräftiger Unterstützung erweiterten Kenntnisse längst überfällig. Sehr entgegengekommen ist mir der Umstand, dass während des Zungenspiels der für mich irritierende Blickkontakt eingestellt werden konnte. Ich begann, diese Momente zu mögen.

Obwohl wir uns bisher noch nicht zuhause besucht hatten, bereitete ich mich theoretisch auf das vor, was Verliebte für gewöhnlich früher oder später zu tun pflegen, wenn die Gelegenheit sich bietet. Meine praktischen Erfahrungen darin waren ja von sehr einseitiger Natur. Durch meine mehr als zehnjährige Ausübung hatte ich es zwar im autoerotischen Spannungsabbau zu einer gewissen Anstelligkeit gebracht. Da kannte ich mich aus. Jeder Handgriff saß. Wie man das weibliche Pendant vollendet manipuliert, davon hatte ich hingegen nahezu gar keine Ahnung. Ganz zu schweigen vom konzertanten Zusammenspiel des männlichen und des weiblichen Sexualorgans. Hinzu kam, dass es auch Praktiken gibt, bei denen der Einsatz des von der Natur dafür vorgesehenen männlichen Instruments gar nicht zwingend erforderlich ist.

Einschlägige Fachliteratur half mir leider nur bedingt weiter. Was mir fehlte, war die praktische Anwendung – und die würde unter Umständen eine enorme handwerkliche Herausforderung darstellen, wie ein mäßig geistreiches Bonmot andeutet: Wer es fertigbringt, lediglich unter Zuhilfenahme der Finger einer Hand seiner Partnerin einen Höhepunkt nach allen Regeln der Kunst zu verschaffen, der würde auch seinen Hausflur durch den Briefkastenschlitz hindurch tapezieren können. Das hörte sich nach verdammt harter Arbeit an …

Es lag durchaus im Bereich des Möglichen, dass Karola mehr mit mir auszutauschen wünschte als nur Zärtlichkeiten. Doch da war noch etwas anderes, etwas, was mich daran zweifeln ließ. „Wenn ich nur deine Gedanken lesen könnte“, hatte sie mir in einem nachdenklichen Augenblick zugeflüstert. Es schien, als habe sie den Zugang zu mir, zu meiner Persönlichkeit noch nicht zur Gänze gefunden – wie wenn eine Tür zwar offen, dahinter jedoch kein Licht ist, an dem man sich orientieren kann. Auch wenn sie mit aller Kraft ihres verliebten Herzens das Gegenteil zu wünschen schien: Karola war stets darauf bedacht, „nicht in etwas hineinzurennen“. Erst ein Jahr später sollte ich erfahren, was sie mit dieser kryptischen Bemerkung gemeint hatte. Doch bis dahin fegte Karolas heftige Verliebtheit all ihre geheimen Bedenken hinweg.

Mit Beginn meines Studiums und dem Ausscheiden aus der Firma fanden unsere Treffen nicht mehr so häufig statt. In ihren Briefen erkundigte sich Karola lediglich, wie es an der Universität voranging. Mit keinem Wort erwähnte sie unsere romantischen Zusammenkünfte. Ein Jahr nach unserem heftigen Flirt trafen wir uns auf Wunsch Karolas ein letztes Mal an jenem Ort, wo unsere Romanze begonnen hatte. Sie gestand mir freimütig, dass unsere Beziehung von vornherein nur ein „Seitensprung“ gewesen sei. Sie habe sich auf die Schnelle „ganz toll“ in mich verliebt, habe aber gleichzeitig auch bei ihrem Freund bleiben wollen. Deshalb also ihre Vorsicht, „nicht in etwas hineinzurennen“. Nun war mir klar, weshalb sich ihr Trennungsschmerz in Grenzen gehalten hatte.

Obwohl ich es hätte sein können, war ich Karola nicht im Geringsten böse. Im Gegenteil: Es erfüllte mich mit einem gewissen Stolz, dass sie ausgerechnet mich für ihr amouröses Abenteuer auserwählt hatte. Ihr heftiger Flirt mit mir bewies zudem, dass irgendetwas an mir sein musste, was auf Karola im Speziellen, vielleicht aber auch auf Frauen im Allgemeinen anziehend wirkt. Ich empfand sogar ein Gefühl der Dankbarkeit. Der wertvolle Wissens- und Erfahrungszuwachs hatte mich ein ganzes Stück nach vorne gebracht, auch wenn nicht alle erogenen Zonen einer praktischen Erprobung unterzogen werden konnten.

Für Karola war ich auf dem besten Wege, „ein Wissenschaftler im Elfenbeinturm“ zu werden, zu dem sie mit der Zeit immer weniger Zugang haben würde. Dank ihres behutsamen Rückzuges hielten wir unsere Korrespondenz noch etwas mehr als ein Jahr aufrecht. In ihrem letzten Brief zweifelte sie nicht an meiner wissenschaftlichen Karriere, bat mich jedoch daran zu denken, dass es zwischen Himmel und Erde mehr gäbe, als die klügste Wissenschaft zu erklären vermag. Mit dieser Empfehlung trennten sich unsere Wege endgültig. Ich hoffe, sie ist mit ihrem Freund glücklich geworden.

Ménage à trois – mit zwei Begleiterinnen auf Reisen

Das Alleinsein hatte mich nie sonderlich gestört. Das Einsamsein begann ich nach der gemeinsamen Zeit mit Karola als bedrückend zu empfinden. Wenn ich mit Freunden auf Motorradtour ging, saßen meistens deren Freundinnen auf dem Sozius. Ich fühlte mich bei solchen Unternehmungen oft wie das fünfte Rad am Wagen. Das ging mir enorm auf den Senkel. Mit 23 Jahren als Single durchs Leben zu gehen, das ging nicht. Das musste sich ändern. Und zwar schleunigst!

Für die nächsten zwanzig Jahre sollte die Fortbewegung auf motorisierten Zweirädern zu meinen favorisierten Freizeitbeschäftigungen gehören. Schon deshalb musste die zukünftige Freundin bzw. Partnerin eine unabdingbare Voraussetzung erfüllen: Sie sollte Selbstfahrerin oder zumindest soziustauglich sein. Mein Plan war, in den ersten Semesterferien Sardinien auf zwei Rädern zu bereisen. Lena , die mich stets an die amerikanische Sängerin Suzanne Vega erinnerte und mit der mich schon seit mehr als zehn Jahren eine lockere Freundschaft verband, hatte sich auf Nachfrage bereit erklärt, mich auf dem Trip zu begleiten – allerdings nur in Begleitung ihrer Freundin Melia. Nun sind drei oder gar mehr Personen auf einem Motorrad in Asien oder in Afrika kein ungewöhnlicher Anblick. In unseren Breiten hätte ich mit einer solchen Troika hingegen schnell das Wohlwollen der Ordnungshüter verspielt. Da die beiden jungen Frauen über keinen fahrbaren Untersatz verfügten, suchte ich notgedrungen per Inserat nach geeigneten Automobilisten, die sich uns anzuschließen bereit waren. Es meldeten sich zwei Studenten, die einen betagten BMW ihr Eigen nannten. Die vierrädrige Kutsche war von Vorteil, konnten doch sperrige Gepäckstücke wie Zelt und Seesack im Kofferraum des Wagens verstaut werden. Es stimmte mich allerdings verdrießlich, dass sich beide Damen von Anfang an durch die komfortableren Autositze korrumpieren ließen. Ich durfte – wie immer solo – auf dem Motorrad hinterherfahren.

Zu meiner nicht geringen Überraschung nahm die Sache bereits am ersten Etappenziel eine völlig unerwartete Wendung: Lena und Melia suchten des Nachts wie selbstverständlich in meinem Zelt Unterschlupf, während die beiden Studiosi sich ihres brüderlich teilten oder gleich auf den Autositzen nächtigten. Halb im Scherz, halb frustriert machten sie sich über meinen vermeintlichen „Harem“ lustig. In ihrer schmutzigen Fantasie spielte sich in meinem Zelt jede Nacht ein flotter Dreier ab …

Lena, die noch vor der Abreise klargestellt hatte, dass es zwischen ihr und mir keine feste Beziehung gäbe, „beschloss“ nun doch, dass wir „ein Paar“ sein und gemeinsam im Zelt schlafen sollten. Vielleicht fürchtete sie, die beiden ihr unbekannten jungen Männer, die ich für absolut integer hielt, könnten in Versuchung kommen, die lockere Urlaubsstimmung unter südlichem Himmel für wenig tugendhafte Gelüste auszunutzen. Sicherheitshalber stellte sie ihre Freundin Melia gleich mit unter meinen persönlichen Schutz. Offensichtlich sahen meine Zeltgenossinnen in mir den idealen Reisebegleiter: Absolut vertrauenswürdig und gleichzeitig verlässlicher Wächter über Sitte und Anstand. Obwohl wir auf Grund der beengten Platzverhältnisse im Zelt auf Körperfühlung lagen und wegen des mediterranen Klimas nur mit knapper textiler Bedeckung nächtigten, ist es nicht andeutungsweise zu anzüglichen Handlungen gekommen. Meine Begleiterinnen hatten mir ihre Ehre anvertraut. Für mich war es Ehrensache, das in mich gesetzte Vertrauen nicht zu enttäuschen. Allerdings schien die unterdrückte Erotik nicht bei den Studenten, sondern bei Melia unterschwelliges Verlangen geweckt zu haben.

Zwei Wochen später, als sich die Automobilisten bereits wieder auf die Heimreise begeben hatten, galt die unausgesprochene Vereinbarung zwischen meinen Begleiterinnen und mir noch immer. Lena und Melia vertrieben sich tagsüber die Zeit mit dem Grillen ihrer Astralkörper am übervölkerten Strand. Ich erkundete mit dem Motorrad die Insel.

Einen Tag vor ihrer Abreise äußerte Melia den Wunsch, nochmals den mediterranen Sonnenuntergang in den Dünen mit Blick auf das Meer und das Gebirge zu genießen. Lena, die am Strand genug Sonnenstrahlen eingefangen hatte, zog es vor, auf dem Zeltplatz zu bleiben und sich selbstlos um die Zubereitung des Abendessens zu kümmern. Ich kutschierte Melia in die Dünen.

Wir fuhren zu einem etwas abseits gelegenen, bereits weitgehend entvölkerten Strandabschnitt, dessen Dünen den besten Blick auf Meer und Landschaft boten. Wie sonst auch, wenn sie mit Lena am Strand relaxte, legte sich Melia mit entblößtem Oberkörper auf ihr Strandtuch. Meine Anwesenheit schien ihr völlig gleichgültig zu sein. Sie wusste, sie konnte sich meiner Diskretion absolut sicher sein.

Nachdem die Sonne unter prächtigem Farbenspiel auf Tauchstation gegangen war und die Bergspitzen gerade noch so wie mit Blattgold überzogen glänzten, mahnte ich zum Aufbruch. Aus gutem Grund, denn die Wege vom Strand zum Campingareal waren unbeleuchtet. Im Dusteren konnte man auf den engen, unbefestigten Trampelpfaden leicht die Orientierung verlieren. Doch statt sich *an*zuziehen fing Melia an, mich *auf*-zuziehen.

„Hast wohl Schiss?" fragte sie und ließ ihr Bikinioberteil wie den Rotor eines Hubschraubers um den Zeigefinger wirbeln. Dabei warf sie mir seltsam herausfordernde Blicke zu. Als ich nicht darauf einging, begann sie demonstrativ herumzutrödeln. Ich schnappte mir daraufhin ihr Badetuch und begann es ebenso demonstrativ in den Rucksack zu stopfen. Erneut drängte ich, endlich die Rückfahrt anzutreten. Ich hatte keine Lust, das Motorrad mit den dafür ungeeigneten Straßenreifen im grundlosen Sand hoffnungslos festzufahren. Statt einer Antwort versuchte Melia, mir das Handtuch zu entwinden. Noch betrachtete ich ihre Widerspenstigkeit als eine Art Jux. Doch die harmlose Balgerei steigerte sich zu einer Art Ringkampf. Unvermittelt klammerte sich Melia an mich und presste ihre Lippen ungestüm auf meinen Mund. Völlig verblüfft stellte ich jede Gegenwehr ein. Der Kuss war nicht von schlechten Eltern: Fordernd, beinahe rabiat. Vom behutsamen Zungenspiel Karolas keine Spur. Dem Tod durch Ersticken entging ich nur, weil ich die Sauerstoffzufuhr durch rechtzeitiges Umstellen auf Nasenatmung sicherstellte.

Die sinnliche Attacke blieb nicht ohne Folgen: Wie seinerzeit mit Karola machten sich die üblichen körperlichen Reaktionen bemerkbar. Wie damals versuchte ich in meiner Not die rettende Bauchlage zu gewinnen. Melia war die Ursache meines Fluchtversuches natürlich nicht verborgen geblieben. Um mich am Entwischen zu hindern, schnappte sie sich den Bund meiner Boxershorts. Meine Anstrengungen, die peinliche Entblößung zu verhindern, führten zum genauen Gegenteil: Unter dem triumphierendem Gelächter Melias wurde die entscheidende Bresche in die schützende Schanze geschlagen. Schon schnellte der eigenwillige Springteufel hervor, den ich gerne vor Melias Blicken verborgen hätte.

Doch statt vor Scham im Dünensand zu versinken, erlebte ich etwas Merkwürdiges: Mein Widerstand erlahmte, mein Schamgefühl verwandelte sich in lustvolles Begehren. Als ob mit meiner Entblößung die Hemmungen weggefallen wären, wälzte ich mich mit Melia im Sand.[47]

Nun geschah die zweite Merkwürdigkeit: Mein Zeit- und mein Körpergefühl kamen mir vollkommen abhanden. Ich hätte nicht zu sagen vermocht, welches meiner Gliedmaßen und Körperteile sich wie lange in welcher Position befunden, geschweige denn, was sie dort angestellt hatten.[48] Es war ein vollständiger sensueller Kontrollverlust. Ein Blackout, der erst mit dem finalen Dammbruch ein Ende fand.

---

47 „Aufgrund der Schwierigkeiten, sich in andere Menschen hineinzuversetzen, sind sie [Menschen im Autismus-Spektrum; Anm. d. Verfassers] kaum in der Lage, [...] Verständnis für [...] den Schutz ihres Körpers und ihrer Person zu entwickeln. Die möglichen Folgen können [...] eine erhöhte Vulnerabilität für sexuelle Übergriffe sein." (Lache 2016, S. 77f.)

48 Manche Menschen im Autismus-Spektrum haben Probleme in der ganzheitlichen Wahrnehmung ihres Körpers. Sie können sich dann nur in Einzelteilen wahrnehmen (Williams 1994; Carstensen 2009; Lache 2016; Vero 2014; Schuster in: Theunissen et al. (Hrsg.) 2015).

Als ich die Kontrolle über meinen Körper wiedererlangt hatte, entschuldigte ich mich erschrocken bei Melia. Halb erstaunt, halb belustigt starrte sie mich an. Mein Gestammel muss sich idiotisch angehört haben. Meine Begleiterin, der angesichts meiner Verstörtheit das Lachen vergangen war, beschwor mich geradezu, ich solle mich beruhigen. Sie versicherte mir immer wieder, es sei alles okay, es sei gar nichts passiert, alles sei in Ordnung.

Melias Beschwichtigungen hatte einen guten Grund: Es war tatsächlich nicht zum Äußersten gekommen. Ihr Bikinihöschen saß immer noch korrekt an der Stelle, wo es hingehörte. Ihre heftige Umarmung hatte jedoch genügt, meiner angestauten Lust die Schleusen zu öffnen. Wer vorsätzlich mit einem geladenen und entsicherten Revolver spielt, kann schon mal einen unbeabsichtigten Schuss auslösen. Die Geschichte hatte sich so zugetragen, wie Melia es mir mehrfach glaubhaft versicherte: Es war nicht zur körperlichen Vereinigung gekommen. Der Schuss war buchstäblich in den sardischen Sand gegangen.

Ihr könnt Euch meine Erleichterung darüber, dass ich Melia keine Gewalt angetan hatte, nicht vorstellen. Allerdings beschäftigte mich in dieser Nacht eine andere Frage: Hatte ich an diesem Abend meine „Unschuld" verloren oder nicht? Genügte die tatkräftige Mitwirkung Melias, um diesen Tatbestand zu erfüllen, auch wenn es nicht zum Akt gekommen war? Ich neigte dazu, die Frage mit Nein zu beantworten. Dieses außer Kontrolle geratene Petting hatte mir aber vor Augen geführt, dass ich im Fach Sexualkunde noch jede Menge Nachsitzen musste.

Am nächsten Tag reiste Melia ab. Von nun an setzten Lena und ich unsere Reise als Scheinpärchen fort. Wie bisher verbrachten wir die Nächte Seite an Seite im Zelt. Bei schlechtem Wetter kuschelten wir uns sogar in ein französisches Bett. Nach so viel Keuschheit überraschte mich Lena in einer Pizzeria mit einer Beichte, die es in sich hatte: Es habe etwas in ihrer Vergangenheit gegeben, was ihr einen seelischen „Knacks" verpasst habe. Von Todessehnsucht war die Rede, von Kontakt- und Berührungsängsten. Es sei zwecklos, wenn ich ihr näher kommen wolle. Sie könne nicht zu einem Mann zärtlich sein, den sie gut kenne. Sexuelle Beziehungen gehe sie bewusst nur mit flüchtigen Bekanntschaften ein. Sie liebe zwei verheiratete Männer und sei fest entschlossen, sich mit einem der beiden zu treffen.

Ich war von den Socken. Was musste das für ein Ereignis gewesen sein, das diese junge Frau, die ich seit unserer Schulzeit kannte, in einen von krankhafter Angst geplagten und von normwidrigen Gelüsten getriebenen Menschen verwandelt hatte? Berührungs- und Kontaktangst? Das glaubte ich von mir selbst zu kennen. Mein Entschluss stand augenblicklich fest: Ich wollte ihr aus dieser Misere unter allen Umständen heraushelfen. Der sicherste Weg, so schien mir, war, um Lena zu werben, ihr Avancen zu machen, sie für mich zu gewinnen. Doch anscheinend wollte sie gar keine Hilfe.

„Ich brauche dich nicht, und du brauchst mich nicht", lautete ihre Entscheidung. Aber das war nicht ganz ehrlich. Hatte sie sich nicht gerade deshalb mir angeschlossen, weil sie sich auf meine Zurückhaltung absolut verlassen konnte? Hatte sie nicht mich zu ihrem Beichtvater auserkoren? Immerhin hielten Lena und ich unsere platonische Beziehung noch ein paar Jahre aufrecht. Unüberbrückbare Meinungsverschiedenheiten führten letztlich doch noch zum Bruch. Der Kontakt brach ab.

„Sie sucht ihn" – Partnersuche per Annonce

Der Urlaub hatte mich beziehungstechnisch um keinen Zentimeter weitergebracht. Mit umso grimmigerer Entschlossenheit nahm ich mir vor, endlich „Nägel mit Köpfen" zu machen. Mein Bedürfnis, allein und in Ruhe gelassen zu werden, wurde mehr und mehr von jener Gegenkraft konterkariert, die mich in eine Beziehung drängen wollte. Allein zu sein, das ist ganz okay, doch permanente Einsamkeit ist auf Dauer nicht ersprießlich. Ich war ein junger Mann von 25 Jahren, stand voll im Saft und war mit einer gesunden Portion Libido gesegnet, die gebieterisch danach verlangte, ausgelebt zu werden. I n mir regte sich das männliche Prinzip und a n mir dessen physische Inkarnation. Doch meine kommunikativen Fähigkeiten und meine sozialen Kompetenzen schienen zu weit hinter meinen körperlichen Möglichkeiten zurückgeblieben zu sein, um das männliche Prinzip mit seinem weiblichen Gegenpart ausleben zu können. Stattdessen sorgte ich seit der Pubertät für Abhilfe nach einer Methode, die der antike griechische Dichter Amphis[49] in einem Klagelied poetisch beschrieb:

> Der Mann, so oft er einem Weibe nahen möchte / wälzt sich die ganze Nacht, doch seinen Wunsch / erfüllt er nicht, und statt vollbrachten Werkes / reibt seine Hand nur, wie die Not ihn zwingt ...

Ich war damals noch immer fest davon überzeugt, es sei eine ausgezeichnete Idee, vor dem persönlichen Kennenlernen so viel wie möglich über eine Frau und ihre Wesensart durch schriftliches Kommunizieren in Erfahrung zu bringen. Zudem gewannen die inneren Werte für mich zunehmend an Bedeutung.

---

49 Amphis: Griechischer Dichter (4. Jh. v.Chr.).

Gesagt, getan: In den Kontaktanzeigen einer Tageszeitung spürte ich Nadja auf, deren Profil sich mit meinen Zielvorgaben größtenteils zur Deckung bringen ließ. Die rasch begonnene Korrespondenz bestärkte mich in meiner Einschätzung, dass die junge Frau durchaus zu mir passen könnte (dabei hatte ich noch nicht einmal eine Fotografie von ihr gesehen).

Nadja wohnte in einem benachbarten Ort, nur wenige Kilometer von meinem Zuhause entfernt. Es wäre ein Leichtes gewesen, sie zu besuchen oder zumindest einen neutralen Treffpunkt zu vereinbaren, um sie persönlich kennenzulernen. Ich zog es jedoch vor, noch eine Weile schriftlich zu sondieren. Sicher ist sicher, sagte ich mir, und war froh, mich wieder jemandem mitteilen zu können. *Selbstverständlich ging ich davon aus, dass Nadja das genauso sehen würde.* Doch sie beendete unseren Schriftwechsel mit der Begründung, ich sei offenbar nur auf der Suche nach einer Brieffreundin. Es tue ihr sehr leid, aber unter einer Beziehung stelle sie sich etwas anderes vor.

Nun, ich ließ mich nicht entmutigen und startete einen neuen Versuch. Aus dem Misserfolg mit Nadja klüger geworden, stellte ich es diesmal intelligenter an und verabredete mich nach dem ersten Briefwechsel mit der jungen Dame. Fehler erkannt – Enttäuschung gebannt.

Orella gefiel mir auf den ersten Blick. Sie war etwas jünger als ich, hübsch und von fröhlichem, einnehmendem Wesen (Gegensätze sollen sich angeblich anziehen wie die entgegengesetzten Pole von Magneten). Wir trafen uns auf dem Feuerwehrfest ihres Heimatortes. Ihr kanariengelbes Top mit Wasserfallausschnitt und der in Länge und Weite sehr materialsparend geschneiderte Rock zog nicht nur die Blicke der Festbesucher auf sich. Die opulenten Strassansammlungen, die wie kleine Kronleuchter aus Talmi an ihren Ohrläppchen bimmelten, harmonierten perfekt mit den weißen, pailettenübersäten Cowboystiefeln. Rund um die langbewimperte Augenpartie war nicht mit Kajal und anderem Künstlerbedarf gespart worden. Orella wusste sich offensichtlich ins rechte Rampenlicht zu rücken. Ich war gespannt auf ihre inneren Werte.

Die meist etwas verschämt-verschüchterte Phase des ersten Beschnupperns übersprang sie versiert. Auf der Stelle hakte sie sich bei mir unter und unternahm mit mir einen ausgedehnten Rundgang über das gut besuchte Festgelände. Ständig winkte sie jemandem zu, schwatzte alle paar Schritte mit einer Freundin oder mit einem „guten Kumpel“. Keine Frage, Orella war offensichtlich im ganzen Ort beliebt und zudem kein Kind von Traurigkeit. Es passte irgendwie, dass ihre Bekannten mich wie selbstverständlich („Hey Jahn, wie geht’s?“) als den Mann an Orellas Seite akzeptierten.

Anfangs ließ ich mich gern von ihrer unbekümmerten Lebenslust mitreißen. Wenn sie über etwas lachte, lachte ich mit, auch wenn mir nicht recht einleuchtete, was ihre Heiterkeit ausgelöst hatte. Orella frönte nicht dem Nikotinabusus (das war ein dicker Pluspunkt). Eine gewisse Neigung zu alkoholischen Getränken war jedoch nicht zu übersehen. Falls sie nicht über den Durst trank, hatte ich nichts dagegen einzuwenden. Bier konsumierte ich gelegentlich auch, Wein und Sekt nur zu gegebenen Anlässen, um „anzustoßen". Mit dem Genuss von Exoten wie Martini, Kir Royal oder Caipirinha hatte ich allerdings noch keine Erfahrungen gesammelt. Orella zeigte sich stimmungslockernden Modegetränken gegenüber denkbar aufgeschlossen. Dabei war sie nicht wählerisch. Hauptsache, „es dreht". Sie akzeptierte aber ohne weiteres, dass ich als Zweiradfahrer die Null-Promille-Grenze strikt einzuhalten gedachte. Zu einem so verantwortungsvollen Fahrer wolle sie sich jederzeit gerne auf den Sozius setzen. Das hörte ich gern.

Während Cyndi Lauper mit mädchenhafter Stimme den aktuellen Sommerhit „And girls they wanna have fun" aus den übersteuerten Feuerwehrlautsprechern trällerte, verschaffte Orella mir ungefragt einen Überblick über ihre liebsten Freizeitbeschäftigungen. Sie ratterte eine Reihe von „wahnsinnig angesagten" Diskotheken und Tanzlokalen herunter, in denen sie angeblich regelmäßig ein und aus ginge. Ich glaubte es ihr auf's Wort. Sie schwärmte von „geilen Events" im Umkreis von fünfzig Kilometern, die sie und ich unbedingt alle besuchen müssten. Ich würde begeistert sein. Vor meinem geistigen Auge sah ich bereits einen mit zahllosen Terminen für Dorf-, Wein-, Feuerwehr-, Angler-, Kleintierzüchter- und Sportfesten gefüllten Terminkalender. Als krönenden Abschluss verkündete mir Orella, dass sie auf „Malle"[50] zu urlauben pflege.

Nach einigen wohlgefüllten Gläsern an diversen Ständen überraschte mich meine Unterhaltungskünstlerin mit der Einschätzung, ich sei „als Typ schwer in Ordnung". Sie strahlte mich wimpernklimpernd an und bestand darauf, mich beim nächsten Heimspiel des örtlichen Fußballvereins ihrer „Clique" zu präsentieren. Nach dem Spiel fände im Vereinshaus eine „große Sause" mit Tanzmusik und Karaoke statt. Da müsse ich unbedingt dabei sein.

Mit Orellas Lippenstift auf den Wangen, aber mit gemischten Gefühlen, fuhr ich nach Hause. Bei Cora hatte ich damit gehadert, dass sie mir keinen Zugang zu ihrer „Clique" gewährt hatte (Lektion 1: Zweiklassengesellschaft). Von Orella hingegen fand ich mich viel zu schnell verein-

50 Malle: in der deutschen Umgangssprache die Bezeichnung für die Baleareninsel Mallorca.

nahmt. Sie hatte ihre Wahl getroffen, keine Frage. Die Kardinalfrage lautete aber: War ich überhaupt der richtige Partner für eine Partymaus, die nächtelang zu nervtötender Diskomusik durchzutanzen pflegt? Ich bin nicht der Typ, der sich auf überfüllten, von Rauch und Alkoholdunst geschwängerten Veranstaltungen wohlfühlt (von Rock- und klassischen Konzerten einmal abgesehen). Außerdem befürchtete ich, dass unsere Musikgeschmäcker weiter auseinanderliegen als der Nord- und der Südpol. Starke Gegensätze konnten demnach auch ein abstoßendes Moment besitzen.

Orellas fröhliche Ausgelassenheit gefiel mir. Einerseits. Ihre Neigung zu trivialen Vergnügungen gab mir andererseits zu denken. Der „Ballermann“[51] ist zudem der allerletzte Ort in unserem Planetensystem, an dem ich meinen Urlaub verbringen möchte. Auch nicht in Begleitung eines „Maniac on the floor“.[52]

Als Orella anrief, um mich an das bevorstehende Fußballspiel zu erinnern, gestand ich ihr, ich hätte ein gewisses Problem mit geräuschvollen Menschenansammlungen. Ich versicherte ihr, es habe gewiss nichts mit ihr zu tun, aber sie solle sich ehrlich die Frage stellen, ob eine Spaßbremse wie ich für sie auf die Dauer nicht zu einer Enttäuschung werden würde. Ich jedenfalls wolle ihr das ersparen.

Orella war merklich geknickt. Sie sprach davon, dass wir es doch erst miteinander versuchen sollten und so weiter und so fort. Schließlich lenkte sie ein. Wir versicherten uns, dass es schön war, uns kennengelernt zu haben und legten auf. Ich war überzeugt, ein so aufgewecktes Wesen wie Orella würde nicht lange ohne männliche Begleitung bleiben.

Zugegeben, die beiden Versuche, über Kontaktannoncen eine Frau kennenzulernen, die zu mir passt, waren gründlich schiefgegangen. Doch aller guten Dinge sind bekanntlich drei. Schnell war eine weitere Kandidatin gefunden. Diesmal versuchte ich mein Glück bei einer Studentin, die drei Jahre älter war als ich. Pia studierte an derselben Universität Französisch. Es machte also keine Umstände, uns kurzfristig zu verabreden.

Obwohl sie mindestens um einen Kopf kleiner war als ich, störte mich das nicht weiter. Sie war von zierlicher Statur, doch die Wölbungen unter dem eng anliegenden Rollkragenpullover verhießen etwas Rundes an den richtigen Stellen. Ihre schwarze Pagenfrisur harmonierte gut mit ihrem schmalen, etwas asketisch wirkenden, äußerst sparsam geschminkten Gesicht.

---

51 Ballermann: Berüchtigte Partymeile auf Mallorca.

52 „Maniac“: Von Michael Sembello 1983 veröffentlichter Hit über eine fanatische, obsessive Tänzerin.

Wir schlenderten lange am Flussufer entlang und redeten über uns und unser bisheriges Leben (was man sich eben so beim ersten Date erzählt). Pia unterschied sich von Orella wie Maria Callas von Britney Spears. Im Gegensatz zur umtriebigen Orella war Pia ein ernsthafter, nachdenklicher Frauentyp. Wir fanden rasch ein paar gemeinsame Interessen. Auf einer Parkbank stellte ich ihr schließlich die Frage, ob sie selbst Motorrad fahre oder sich vorstellen könne, als Sozia mit auf Tour zu kommen. Sofort rückte sie näher an mich heran. Oh, ja, sie habe etwas für Biker und Ledertypen übrig. Das seien in ihren Augen „ganze Kerle“.

Allem Anschein nach hatte ich nicht nur mit meinen 193 cm Gardemaß, sondern auch mit meinem Motorrad-Outfit Eindruck auf sie gemacht. Bevor ich mich darüber freuen konnte, kam Pia mit verblüffender Offenheit auf einen sehr delikaten Punkt zu sprechen: Wie ich ja aus der Annonce wisse, sei sie devot. Damit hätte ich doch sicher keine Probleme (es war eher eine Feststellung als eine Frage). Ja, das Wort „devot“ stand in ihrem Brief. Ich kannte dieses Adjektiv aus dem klerikalen Vokabular. Es bringt die demütige Hingabe der Gläubigen an Gott oder Jesus zum Ausdruck. Deshalb hatte ich Pia für religiös gehalten (der Name Pia bedeutet ja „fromm, gottesfürchtig, tugendhaft“). Im Kontext meiner Gesprächspartnerin besaß „devot“ jedoch eine ganz andere Bedeutung: Es beschreibt keinen Grad der Gottesfurcht, sondern Pias sexuelle Neigung! Da ich gestand, nur ein diffuses Bild davon zu haben (in Wahrheit war ich nahezu ahnungslos), bat ich sie, mir näher zu erläutern, auf welche Weise sich ihr Devotsein denn äußert. Sie wunderte sich ein wenig darüber, dass ein „ganzer Kerl“ so eine Frage stellte, klärte mich aber bereitwillig auf. Mein vermeintliches Interesse an ihrer Person schien ihr zu gefallen. Während ich mit ungläubigem Staunen zuhörte, ging Pia mehr und mehr aus sich heraus. Sie gestand, devot zu sein bedeute für sie, Genuss dabei zu empfinden, von einem Liebhaber „hart rangenommen zu werden“. Moderaten Spielarten des Sado-Masochismus[53] wie Fesselspiele sei sie nicht abgeneigt.

Ich war einigermaßen perplex. Erst Lena, und nun auch noch Pia. Die weibliche Psyche: Ein Labyrinth aus schauderhaften Abgründen!

Mühsam versuchte ich einzuordnen, was ich da gerade zu hören bekommen hatte. Mit einem derart intimen Outcoming hatte ich beim allerersten Treffen mit einer Frau nicht gerechnet. Dabei hatte ich gerade begonnen, an Pia Gefallen zu finden. Mit aller Verhandlungskunst, deren ich nach diesem Schock noch fähig war, versuchte ich ihr zu vermitteln, dass ich ihre Vorstellungen von einer glücklichen Beziehung wohl nicht

53 Sado-Masochismus: Sexuelle Praktiken, bei denen die Beteiligten Lust oder Befriedigung durch die Zufügung oder das Erleben von Schmerz, Macht oder Demütigung empfinden.

würde erfüllen können. Das war natürlich hasenherzig von mir, aber das Geständnis ihrer sexuellen Vorlieben rief regelrecht Versagensängste in mir hervor. Fesselspiele! Ich wusste ja nicht einmal, wie man einen BH fachmännisch entriegelt. Ihr einzugestehen, dass ich selbst mit harmlos--biederem Sex kaum Erfahrung hatte, traute ich mich erst recht nicht. Nein, in so sensible Bereiche wie Sado-Maso, die weit jenseits meines bescheidenen Erfahrungshorizontes lagen, wollte ich mich als unbeschriebenes Blatt nicht hineinwagen. Wenn ich mich nicht täuschte, gibt es auf der Welt wesentlich mehr ganze Kerle als Typen wie mich. Pia würde – etwas Geduld und Spürsinn vorausgesetzt – sicher noch fündig werden. Doch wie Orella insistierte sie, unser Treffen sei ja lediglich ein erstes Abtasten und Beschnuppern. Nach dem Eindruck, den sie von mir gewonnen habe, wolle sie mich unbedingt näher kennenlernen. Auch Pia schien ihre Wahl bereits getroffen zu haben. Ich versprach, darüber nachzudenken.

Eines stand fest: Die jungen Frauen trauten sich was! Dagegen war der alte Blücher eine zaghafte Memme.[54] Die nächsten Tage wälzte ich massenhaft Gedanken – und Fachliteratur über einschlägige Sexualpraktiken. Das war sehr erhellend und nicht uninteressant, löste aber mein Problem nicht. Einerseits hatte die Studentin mit dem skurrilen Liebesleben neben meiner Neugier auch meine Zuneigung geweckt (die Pia anscheinend heftig erwiderte). Andererseits schien ich bereits mit dem Zustandebringen einer „normalen" Beziehung überfordert zu sein. *Ich hatte offensichtlich Schwierigkeiten, mich in die Frauen, mit denen ich Umgang pflegte, hineinzuversetzen. Was sie bewegte, ihre Wünsche und Vorstellungen blieben für mich weitgehend im Dunkeln.* Vor allem blieb mir verborgen, welches Bild sich eine Frau von m i r machte. Außerdem war da noch die Angst, Pia als blutiger Anfänger in Liebesdingen zu enttäuschen. Von einem „ganzen Kerl" erwartete sie sicher mehr als nur das Herumlaufen in martialischen Lederklamotten.

Mitten hinein in meine Ratlosigkeit platzte ein Brief von Pia. Noch heute sehe ich jenen Ort vor mir, wo ich ihn mit vor Rührung feuchten Augen las. Es war ein sehr, sehr persönlicher Brief. Er endete mit dem sehnsüchtigen Geständnis: „Ich will dich wiedersehen!".

Es half nichts: Ich musste mich ein zweites Mal mit Pia treffen. Vielleicht wäre eine Absage die bessere Lösung gewesen, doch ihr einfach so ohne „Lebewohl" den Laufpass geben, das wollte und konnte ich nicht. Nicht nach diesem Brief!

Wir trafen uns in einem romantischen Weinlokal. Wein und Tränen flossen reichlich (jedenfalls bei Pia), doch das änderte nichts an meinem

---

54 Gebhard Leberecht von Blücher (1742-1819): Der preußische Generalfeldmarschall trug durch sein forsches Vorgehen bei Waterloo maßgeblich zur Niederlage Napoleons bei.

Entschluss. Ich war sicher, ich hätte dieses zerbrechlich wirkende Geschöpf um nichts in der Welt „hart rannehmen“, demütigen, geschweige denn Schlimmeres an ihm verüben können. Selbst dann nicht, wenn Pia darum gebettelt hätte. Bei all unseren Gemeinsamkeiten, die wir zweifellos haben mochten: Ich war nicht der Macho, der sie befriedigen oder gar glücklich machen konnte. Nicht auf diese Weise. Härte, Dominanz, Imposanz, Intoleranz und was sonst noch einen sich übertrieben männlich gebenden Macho ausmacht – das waren gewiss nicht meine Stärken.

Nach dem Treffen fühlte ich mich miserabel. Hatte ich Pia vorschnell zurückgewiesen? Hätte ich sie annehmen und zu meiner Lehrmeisterin machen sollen, um meinen dürftigen sexuellen Horizont zu erweitern, so wie es Karola getan hatte (s. „Flirt oder Liebe“)? Diese Fragen trieben mich um. Der Impuls, ihr doch noch einmal zu schreiben war groß, doch ich gab ihm nicht nach. Ein Nachfassen hätte vielleicht alles nur noch schlimmer gemacht. Jetzt war ich froh, dass unsere Fakultäten in unterschiedlichen Stadtteilen angesiedelt sind. Die Wahrscheinlichkeit, dass wir uns zufällig über den Weg liefen, war äußerst gering.

Meine „Miss-Erfolge“ drückten noch eine ganze Weile auf mein Gemüt. Das bekam auch Quirina zu spüren, eine Kommilitonin, die mit mir zusammen einen Kurs belegte. Sie studierte als zweites Fach Sport. Von der Statur her erinnerte sie mich an die Motorrad fahrende Gabrielle, doch Quirinas Körperbau war athletischer. Sie wirkte regelrecht durchtrainiert. Ihr blondes, auf pflegeleichte Streichholzkürze getrimmtes Haar und ihre Sommersprossen verliehen ihr ein fast jungenhaftes Aussehen. Während der Kurstage nahm sie meine Hilfe öfter in Anspruch, als es eigentlich nötig gewesen wäre. Auch in den Pausen wich sie kaum von meiner Seite. Sie gefiel mir, doch um „anzuspringen“ beschäftigten mich die letzten Bauchlandungen noch zu sehr. Quirina resignierte bald und gab ihre Annäherungsversuche schließlich auf. Ja, ich konnte, wenn mir danach zumute war, ein ziemlich abweisender, harter Knochen sein. *Dass man mich als eingebildeten, arroganten Schnösel wahrnehmen könnte, kam mir nicht in den Sinn.* Noch nicht …

… dann hat es ZOOM gemacht![55]

Wieder einmal war ein Jahr ohne Erfolg für mich zu Ende gegangen. Auf meinem Lebensweg hatte ich nun ein Vierteljahrhundert durchmessen und war – man glaube es oder nicht – immer noch jungmännlicher Single.

55 Zitat aus Klaus Lages Schlager „Tausend Mal berührt“, der das erste sexuelle Erlebnis zweier Jugendlicher thematisiert. Der Titel erschien 1984, als ich Rosanna kennenlernte.

Unter meinen Kommilitoninnen und Kommilitonen tummelten sich bereits verheiratete Paare. Die ganz eiligen hatten es sogar schon zu Nachwuchs gebracht. Der Gedanke, einst den Bund für's Leben zu schließen, war mir genauso fremd wie dem Papst die Vorstellung, eine Vielehe zu führen. Ich hatte ja noch nicht einmal eine Favoritin. Die Gefahr, in einen gewissen Verdacht zu geraten, stieg von Jahr zu Jahr. Dieser untragbare Zustand sollte nun endlich beendet werden. Würde das George-Orwell-Jahr 1984 die Wende bringen? Ich nahm mir fest vor, bei der nächsten Gelegenheit nicht wieder zu kneifen. Um nichts unversucht zu lassen, eignete ich mir theoretisches Fachwissen an, um besser vorbereitet zu sein. Ich studierte erotische Klassiker wie „Fanny Hill“ und „Lady Chatterley's Lover“. Filme wie „Stille Tage in Clichy“ lieferten das entsprechende Anschauungsmaterial. Es war allerhöchste Zeit, ein Leben zu führen, wie es meine Freunde und Bekannten vorlebten. Jetzt – oder vielleicht nie.

Während eines weiteren praktischen Kurses lernte ich eine Studentin meines Jahrganges kennen. Sie fiel mir zunächst nicht weiter auf, womöglich weil sie meinem „Beuteschema“ nicht entsprach. Auf sie aufmerksam wurde ich erst, als Rosanna mich spontan zur Weihnachtsfeier ihrer Fakultät einlud. Die Aussicht, an einer feuchtfröhlichen Weihnachtsfeier mit mir unbekannten Menschen teilnehmen zu müssen, behagte mir nicht besonders. Da kamen die fatalen Erinnerungen an Ilkas Geburtstagsfete wieder hoch. Ausschlagen wollte ich die nett gemeinte Einladung aber auch nicht. Mit gequältem Lächeln sagte ich zu.

Der Abend verlief denn auch nach dem altbekannten Muster: Ich hockte etwas abseits vom Trubel und futterte mehr selbstgebackene Weihnachtsplätzchen als mir guttat. Rosannas Bemühungen, mich in ihren Bekanntenkreis einzuführen, standen kurz vor dem Scheitern. Von meiner *eigenartigen Unfähigkeit, mich im Gespräch mit mehr als zwei Menschen gleichzeitig einzulassen,* konnte sie ja nichts wissen. Gut möglich, dass es zum vorzeitigen Ende unserer Bekanntschaft gekommen wäre, wenn ich mich schließlich nicht gewaltig am Riemen gerissen und mit zwei, drei handverlesenen Kommilitonen ein paar Worte gewechselt hätte. So gewann Rosanna wenigstens nicht den Eindruck, ich sei ein hoffnungsloser Fall. Sie blieb an mir dran.

Gleich plagten mich wieder Zweifel und die Frage, ob es besser wäre, die sich anbahnende Bekanntschaft mit Rosanna nicht weiter zu vertiefen. Andererseits wollte ich aber auch nicht mehr gleich beim ersten Hindernis klein beigeben. Ich war nach den verstolperten Anläufen der Vergangenheit zu der Einsicht gelangt, dass es besser ist, zuerst eine Probezeit in Kauf zu nehmen, ehe man sich für eine Beziehung auf Dauer entschließt –

oder eben nicht. Auf diese Weise ließe sich ihre Tragfähigkeit bereits vor dem Überschreiten der Schmerzgrenze austesten.

Meine Entscheidung zu Gunsten Rosannas fiel, weil sie einen ganz normalen, durchschnittlichen Frauentyp verkörperte. Meine Erfahrungen mit dem eleganten, glamourösen, zierlichen, sportlichen Typus ihrer Vorgängerinnen waren ja nicht die allerbesten gewesen. Auch meine Idealvorstellung von einer Frau (das „Beuteschema") hatte sich nach einem Jahrzehnt fruchtloser Versuche offenbar überlebt. Folglich nahm ich es bei Rosanna mit meinen Vorgaben nicht mehr so genau. Einem mondänen Vamp fühlte ich mich aus den oben aufgeführten Gründen ohnehin nicht (oder nicht mehr) gewachsen. Allerdings besaß Rosanna den herben Charme der Schauspielerin Eva Pflug,[56] mit der sie eine verblüffende physiognomische Ähnlichkeit aufwies. Ein Umstand, dessen sie sich durchaus bewusst war und mit dem sie hin und wieder gern kokettierte.

Ich tat, was ich in solchen Situationen immer getan habe: Ich schrieb Rosanna einen Brief. Ich bedankte mich für die schöne Weihnachtsfeier und brachte gleichzeitig zum Ausdruck, dass ich gedenke, mich für den netten Abend zu revanchieren. Rosanna antwortete mit weiteren Annäherungsversuchen. Sogar von gemeinsamen Urlaubsplänen war nun die Rede! Nach nur zwei Monaten kam es an einer Bushaltestelle zum ersten Kuss.

Auf Rosannas Studentenbude war ich nun ein gern gesehener Gast. Wie sich bald herausstellte nicht nur, um mit ihr auf Klausuren zu lernen oder sich auf Kolloquien vorzubereiten. Obwohl ich inzwischen Flirtsignale besser zu erkennen und – wichtiger noch – auf sie zu reagieren gelernt hatte, konnte ich mit Rosannas Bemerkung, sie sei „für halbe Sachen nicht zu haben", nichts anfangen. Was konnte sie mit dieser rätselhaften Äußerung gemeint haben?

Ohne Zweifel: Rosanna und ich waren uns schon recht nahe gekommen. Dennoch tat ich mich schwer zu erfassen, wie weit s i e zu gehen gewillt war. Oder was dasselbe bedeutet: Wie weit i c h gehen durfte. Um mir in solchen Fällen möglichst Klarheit zu verschaffen, liste ich vermeintliche Tatsachen, Indizien und Argumente auf, um das Für und Wider besser abwägen zu können:

1. Rosanna sagte mir, dass sie mich sehr gern hat
2. Wir treffen uns oft bei ihr
3. Wir gehen zusammen essen und ins Kino
4. Wir küssen uns

---

56 Eva Pflug (1929-2008): Verkörperte 1966 in der Science-Fiction-Kultserie „Raumpatrouille" die Sicherheitsoffizierin Tamara Jagellovsk.

5. Sie hat mir einen Schal geschenkt und will mir Socken stricken
6. Sie hat mir einen Adventskalender geschenkt
7. Sie möchte mit mir verreisen
8. Sie leiht mir Bücher und Schallplatten
9. Sie verzichtet mir zuliebe oft auf die Mensa
10. Sie nimmt mich zu Feten und Feiern mit
11. Sie will mich ihren Eltern vorstellen

Meine Schlussfolgerung: Die Indizien sprachen durchaus dafür, dass Rosanna mir mehr als nur kurzfristige Sympathie entgegenbrachte. Wie es schien, hatten ihre Gefühle für mich das Maß einer Freundschaft überschritten. Doch ich war nach wie vor unsicher, wie ich mich in intimen Situationen verhalten sollte. Welches Wort, welche Geste von ihr signalisierte Einverständnis oder war gar als Aufforderung zu verstehen? Wo verlief die Grenze zwischen angemessener Annäherung und inakzeptabler Belästigung?

Ein Beispiel gefällig? Nach einem anstrengenden Praktikumstag klagte Rosanna über total verspannte Schultern. Sie befreite die beiden obersten Blusenknöpfe von ihrer einengenden Umfassung durch die Knopflöcher und bat mich, sie ein wenig zu massieren. Ich stellte mich hinter sie, legte meine Hände auf ihre entblößten Schultern und begann mit den Daumen die Muskeln zwischen den Schlüsselbeinen und den Schulterblättern zu bearbeiten. Wie ich so walkte und knetete, glitt mein Blick unwillkürlich wie auf einer Rutschbahn in den nun sehr geweiteten Ausschnitt ihrer Bluse. Was ich früher für indiskret und ungebührlich gehalten hatte, war hier offenbar erlaubt. Meine Fingerspitzen wagten sich jedoch nicht über die natürliche Barriere der Schlüsselbeine. Sie ließen sich nicht in Versuchung führen, ihren Aktionsradius ungehörig zu erweitern, um das so verlockend vor mir anschwellende Vorgebirge zu erkunden. Solche Freiheiten nahm ich mir ausschließlich in meinen Phantasien heraus.

Faktencheck: Rosanna hatte mich um eine Massage ihrer Schultern gebeten. Um nichts anderes. Punkt. Ohne ihre ausdrückliche Aufforderung waren andere Körperzonen für mich tabu. Auch wenn Rosanna noch so offenherzig Einblicke gewährte. Ihr Einverständnis für gewagte Exkursionen auf erogenes Terrain (selbst ein stillschweigendes) hielt ich für ausgeschlossen.

Man sagt, ein großer Moment im Leben eines Menschen sei das Erkennen eines fundamentalen Irrtums. An jenem Tag trat ein solcher Moment ein: Rosanna führte mir vor Augen, wie falsch ich mit meiner Einschätzung gelegen hatte. Die Massage entwickelte sich zu einer handfesten Schmuserei, in deren Verlauf sie meine Hand ohne Umschweife in eine Körperregion dirigierte, wohin sie (die Hand) sich nie und nimmer von alleine hingewagt hätte. Obwohl meine Fingerfertigkeit nicht über das Niveau eines unvorbereiteten Anfängers hinausreichte, schien meine dilettantische Fummelei Rosanna beträchtlichen Lustgewinn zu verschaffen. Sie ließ mich nicht nur bereitwillig gewähren, sie drängte sich meiner unsicher agierenden Hand geradezu entgegen. Zu meiner maßlosen Verblüffung bescherte ich ihr zwei oder drei Orgasmen nacheinander (genau ließ sich die Zahl nicht ermitteln; vielleicht war es ein einziger, sich wellenartig fortpflanzender Höhepunkt. So etwas soll es ja geben). Endlich fiel es mir wie Schuppen aus den Haaren. Jetzt war mir sonnenklar, was Rosanna mit den „halben Sachen" gemeint hatte, für die sie „nicht zu haben" war. Sie wollte Sex! Lediglich der Umstand, dass sie sich noch nicht die Pille besorgt hatte (und keine alternativen Verhütungsmittel zur Hand waren, weil es mir nie in den Sinn gekommen war, welche anzuschaffen), stand dem erstmaligen Einsatz dessen, was mir die Natur für diesen Zweck mitgegeben hatte, im Wege. Es war nicht mehr die Frage „ob", sondern „wann" ich mich als „Liebhaber" zu bewähren hatte.

Der Verlust der „Unschuld"

Bei meinem nächsten Besuch kündigte Rosanna nach einem Spaziergang durch die hochsommerlichen Felder an, duschen zu wollen. Ehe ich mich versah, warf sie vor meinen Augen ihre Bekleidung ab. Nicht nur Rock und Bluse. Alles! Ich hielt es für das Beste, meine Blicke abzuwenden und mich diskret aus dem Badezimmer zu verdrücken. Doch Rosanna, teils verärgert, teils verwundert über meine Zurückhaltung, stoppte meinen taktischen Rückzug abrupt.

„Ich könnte nackt vor dir tanzen, es wäre dir völlig gleichgültig!" beklagte sie sich in säuerlichem Tonfall. Das waren deutliche Worte. Jetzt hatte ich die Gewissheit, die ich mir immer gewünscht hatte. Aber nun gab es auch keinen Aufschub, kein Entrinnen mehr. Jetzt konnte ich, nein, jetzt musste ich die Herausforderung annehmen. Ich folgte Rosannas Beispiel – und ihr unter die Dusche. Ohne zu zögern ergriff sie nicht nur die Initiative. Ihrer energisch zupackenden Art war es zu verdanken, dass die vorsätzlich von ihrer Hand herbeigeführte Entladung für spontanen Spannungsabbau sorgte. Meine Duschpartnerin schien es nicht im Geringsten zu stören, dass sich die Sache recht einseitig abgespielt hatte. Sie war erfahren genug um zu wissen, dass das Pulver noch nicht restlos verschossen war. „Da geht noch was", stellte sie klar und verließ die Duschkabine. Mit weichen Knien wankte ich hinter ihr her. Rosanna erwartete mich bereits mit einem Fotoapparat. Sie forderte mich auf, für eine Aktaufnahme zu posieren. Für sie war das Foto eine Art Siegestrophäe. Ich gönnte ihr den Spaß. Eine Verweigerung wäre ohnehin unglaubwürdig gewesen. Nach dem shooting schob sie mich stracks zu dem Möbel, das man in der Regel zum Schlafen aufsucht, das man aber auch als Bühne für erotische Handlungen nutzen kann.

Nun gab es erst recht kein Zurück mehr. Das war keine Übung mehr, das war der Ernstfall. Und so einfach, so spielerisch wie es einem die gefällig bebilderten Ratgeber und die einschlägigen Filme glauben machen wollen, ging es schon gar nicht. Wie sollte es auch, wenn sich der männliche Part so gänzlich ohne praktische Erfahrung darauf einlassen soll.

Was machte die angeblich schönste Nebenbeschäftigung der Welt (für mich) zu einer solchen Herausforderung? Nun, Rosanna gab einer Stellung den Vorzug, in der sie ihr Gesicht, ja ihre gesamte Vorderfront von mir abwandte. Es blieb außer ihrem Allerwertesten kaum etwas übrig, mit dem ich mich hätte ernsthaft befassen können. Obgleich als unmissverständliche Aufforderung gedacht, bot mir diese Körperhaltung so wenig Orientierungsmöglichkeiten wie ein Kompass in einem Irrgarten. Meine zurückgesetzte Position erschwerte mir die neue und ungewohnte körperliche Aktivität zusätzlich. Ohne unmittelbare Sicht auf das Zielgebiet operierte ich wie ein Pilot im Blindflug, der sich auf die Anweisungen des Fluglotsen verlassen muss. Auf dass ich in der Hitze des Gefechts nicht die falsche Landebahn anpeile, dirigierte Rosanna mich so resolut wie eine russische Fahrlehrerin auf den rechten Weg.

Endlich hatte sich glücklich gefunden, was zusammengehört. Erleichtert verharrte ich, um den großen Augenblick auf mich wirken zu lassen. Doch Rosanna wurde zusehends unruhiger. Sie hatte ihren Beitrag geleistet und erwartete von mir, dass ich gebührend in Aktion trat. Nun war es an mir, der Sache durch rhythmischen Schwung die notwendige Dynamik zu verleihen. Doch bereits bei der ersten Rückwärtsbewegung war des Guten zu viel getan: Rosannas Objekt der Begierde entglitt dem mit so viel Mühe eroberten Feuchtgebiet. Das konnte auch nur mir passieren. Hyper-Ultra-Megapeinlich!

Rosanna sagte nichts. Beim zweiten Anlauf klappte es besser. Sorgsam darauf bedacht, Frequenz und Amplitude exakt in Übereinstimmung zu bringen, widmete ich mich meiner Aufgabe, immer schön *lento amoroso.*[57] Na also, wer sagt's denn.

Da traf mich der nächste Hammer, diskret wie ein Kanonenschuss.

„Du musst richtig bumsen! Kannst Du nicht bumsen?"

Die fordernde Stimme Rosannas riss mich brutal aus dem angenehmen Gefühl eines sich steigernden Lustgewinns. Erst jetzt realisierte ich, dass

57 *lento amoroso*: langsam mit Leidenschaft; *allegro con brio*: munter mit Schwung; *vivace assai*: ziemlich lebhaft; *presto furioso*: sehr schnell und stürmisch.

sie ihren Oberkörper die ganze Zeit lediglich mit einer Hand auf der Matratze abstützte. Mit der anderen fuhrwerkte sie zwischen ihren Oberschenkeln herum. Weiß der Geier, warum sie das tat. Doch langsam aber sicher schien ihr der einhändige Liegestütz unbequem zu werden. Der Verzweiflung nahe steigerte ich das Tempo von *allegro con brio* über *vivace assai* zu *presto furioso*. Endlich signalisierten mir Rosannas scharfe Atemzüge, dass wir einvernehmlich auf Kurs lagen. Nahezu gleichzeitig erreichten wir den Zieleinlauf. Unser akrobatisches Arrangement brach augenblicklich zusammen wie ein Kartenhaus.

Ich war fix und fertig. Ausgepumpt wie nach einem Langstreckenlauf unter tropischen Bedingungen. Das also war der Unterschied zwischen Selbstbefriedigung und Sex mit einer Frau: Das eine ist ein launiger Zeitvertreib, bei dem man alle Parameter selbst bestimmen kann. Das andere ist wie Fahrradfahren während eines mittelschweren Erdbebens. Aber für das allererste Mal hatte ich mich ganz achtbar geschlagen. Oder etwa nicht?

Als wir uns schweißgebadet und erneut reif für die Dusche nebeneinander liegend ausruhten, erwartete ich die schonungslose Manöverkritik meiner gestrengen Lehrmeisterin. Sie hatte ja bereits eine Beziehung hinter sich und somit eine Vergleichsreferenz, an der ich mich messen lassen musste. Doch die Beanstandungen blieben aus. Möglicherweise war Rosanna nicht entgangen, dass ihr neuer Liebhaber soeben seine Unschuld verloren hatte – mit 26 Jahren, 6 Monaten und 22 Tagen! Das war sicher auch für eine Frau ein nicht alltägliches Ereignis. In früheren Zeiten waren die Sprösslinge des Adels mindestens zehn Jahre früher von weiblichen Fachkräften des erotischen Fachgewerbes auf das Liebesleben vorbereitet worden. Als Sohn einfacher Eltern war mir dieses Privileg leider versagt geblieben. Doch der große Durchbruch war geschafft. Einer erfüllten Beziehung sollte nichts mehr im Wege stehen.

Krisen, Kräche und Krawall

Ich war das, was man mit Fug und Recht einen Spätzünder nennen darf. Alles in meinem Leben schien sich mit angezogener Handbremse zu vollziehen. Meinen ersten echten Sex mit einer Frau hatte ich verdammt nahe am Zenit im Leben eines gestandenen Mannes. Mit fast 27 Jahren, wenn es leistungsmäßig bald wieder bergab geht, sollte Mann seine Sturm-und-Drang-Phase eigentlich schon längst absolviert haben. Meine lag erst noch vor mir.

Mir war das alles gleichgültig. Ich hatte mein vordringlichstes Etappenziel endlich erreicht. Das war das Wichtigste für mich. Jetzt ging es darum, das Erreichte auszubauen und zukunftsfähig zu machen.

Doch in unser für mich anfangs so aufregendes Liebesleben schlich sich bald manche Routine ein. Ich wäre gerne ein wenig experimentierfreudiger gewesen, hätte gern auch andere Varianten ausprobiert. Rosanna blieb jedoch der von ihr favorisierten Stellung treu. Nur selten war sie bereit, davon abzuweichen, etwa dann, wenn ich eine rote Glühbirne aus dem Fotolabor zweckentfremdet in die Fassung der Nachttischlampe drehte. Dann bevorzugte sie den Lustgewinn auf die etwas robustere Weise. Es war zwar nicht gerade Sado-Maso, aber ich fragte mich, ob Rosannas Vorliebe für handfestes Hinlangen unter Rotlichteinfluss in gewisser Weise bereits den sehr speziellen Bedürfnissen Pias nahekam. Beispielsweise fand sie es besonders aufregend, von mir „genommen" zu werden, wenn ich total verschwitzt von der Gartenarbeit kam. Diese animalische Note fand ich befremdlich. Gemeinsames Duschen war eher nach meinem Geschmack. Sex hat sauber zu sein.

Mit den Jahren schlich sich mehr und mehr der Verdacht ein, dass wir trotz aller anfänglichen Sympathien doch nicht die geeignetsten Partner für eine langfristige Beziehung sein könnten. Im siebten Jahr (unserer Beziehung) begannen sich ernstere Meinungsverschiedenheiten zwischen uns zu häufen (s. Kap. Partnerschaft). Sie lieferten eine Anschauung davon, wie anstrengend das Zusammenleben zwischen Frau und Mann sein kann. Nach dieser ausgedehnten Testphase beschlichen mich Zweifel, ob unsere Beziehung weiterhin Bestand haben konnte. Was, wenn sie ein Fehler, wenn sie ein Irrtum war? *Zum ersten Mal in meinem Leben begann der Wunsch, eine Verbindung zu beenden, stärker zu werden als meine Vorliebe, alte Gewohnheiten beizubehalten.*

Doch die Trennung zog sich hin. Erst drei Jahre später hatte sich unsere Beziehung endgültig in einen Scherbenhaufen verwandelt. Als ich Trost bei einer anderen Frau fand und sich daraus eine pikante Affäre entwickelte, bekam ich das prompt zu spüren. Rosannas simpler Standpunkt war: Wenn schon keine Gefühle füreinander mehr, dann wenigstens Sex bis zum bitteren Ende – und zwar ungehemmt und zügellos. Für sie waren das nicht nur hohle Worte, sie lebte das aus. Rosanna fiel über mich her, so oft ihr danach war. Meistens tat sie es nur, weil sie wütend auf mich war. Nachdem ihre beste Freundin ihr die Augen geöffnet hatte („Der Typ will weg von dir"), ließ Rosanna mich ihre Launen erst recht spüren. Zuweilen bewegte sich die Befriedigung ihrer Gelüste am Rande der Vergewaltigung. Ich ließ es geschehen, selbst als sie mich so „hart rannahm", dass mein Frenulum[58] wegen übermäßiger Beanspruchung einriss und ein wenig Blut floss. Nun hatte ich eine Vorstellung davon, was es heißt, devot zu dulden. Befriedigung oder gar Lust dabei empfinden wie Pia, das konnte ich allerdings nicht.

„In jedem Ende liegt ein neuer Anfang"[59]

Der Himmel über Rosanna und mir hatte sich eben zu verfinstern begonnen, als ich Saskia („die aus dem Stamme der Sachsen") kennenlernte. Der Gedanke an einen Bruch mit Rosanna war damals noch nicht konsequent zu Ende gedacht, die Trennung noch keine konkrete Option. Durch Saskias Bekanntschaft änderte sich alles sehr schnell. Wir hatten uns 1994 zufällig auf einer Fachtagung in Italien getroffen. Saskia war groß gewachsen und schlank, ihr sympathisches Gesicht mit dem sinnlichen Mund und dem offenen Blick war von schulterlangem, kastanienbraunem Haar eingerahmt. Mit anderen Worten: Ich sah mein vor zehn Jahren aufgegebenes „Beuteschema" leibhaftig vor mir stehen, eine attraktive Erscheinung in Kostümjacke und eng anliegendem Rock. Und erst ihre Stimme! Wenn Stimmen tatsächlich sexy sein können, dann war es die von warmen Tiefmitten dominierte Stimme Saskias.[60] Ihr Timbre schmeichelte sich regelrecht in meine Gehörgänge.

Meine soziale Kompetenz war mit den Jahren so gewachsen, dass ich den Vorschlag dieser mir unbekannten Frau, gemeinsam essen zu gehen, nicht leichtfertig ausschlug. Im Restaurant bot ich ihr in einem seltenen Anflug von Kühnheit sogar das Du an. Aus zwei Gründen. Erstens, weil sie mir gefiel und zweitens, weil ich sie für fünf Jahre jünger und somit das Anrecht darauf für gegeben hielt. Auf mein nonchalantes Eingeständnis, ich sei eigentlich „ein total langweiliger Typ", reagierte Saskia mit einer Mischung aus Befremden und Unglauben. Wie hätte sie auch wissen sollen, dass ich lediglich die Einschätzung von Pat und Patachon („Du Langweiler!") kolportiert hatte.[61] Dennoch bedankte sie sich nach einer kurzen Verlegenheitspause dafür, dass ich ihr „so nett" Gesellschaft leistete.

58 Vorhautbändchen.

59 Miguel de Unamuno y Yugo (1864-1936): Spanischer Philosoph und Dichter.

60 Tiefmitten: Ein für den Klang der menschlichen Stimme wichtiger Frequenzbereich. Charakter und Klangfarbe einer solchen Stimme werden als harmonisch, angenehm und sympathisch wahrgenommen. Vgl. die fiepsige Kleinmädchenstimme der französischen Sängerin Vanessa Paradis („Joe le Taxi") mit dem Timbre von Jennifer Rush („Destiny"). Die Stimmlagen nahezu aller von mir favorisierten Frauen sind in diesem Frequenzbereich angesiedelt.

61 Kolportieren: Eine ungesicherte Information weitergeben.

Mein kleiner Lapsus war rasch vergessen. Wir nutzten die verbleibende Zeit vor meiner Abreise, um die historische Altstadt Veronas zu durchstreifen. Als wir uns am Busbahnhof verabschiedeten, war ihr bisher so angenehm freundliches Antlitz seltsam unbewegt, ja beinahe erstarrt.

„Warum zieht sie nur so eine Flunsch?", fragte ich mich. Saskia erinnerte mich unangenehm an Ilka. Die hatte am Eutersee auch so ein Gesicht gezogen (vgl. „Lektion 3: Wie man gute Chancen erfolgreich verspielt"). Ich fühlte mich sogar bemüßigt, die niedergeschlagene Kollegin mit ein paar aufmunternden Worten ein wenig aufzurichten.

„Viel Erfolg im Beruf! Vielleicht sieht man sich ja auf irgendeiner Tagung wieder."

Saskia ging kaum darauf ein. Sehr sonderbar.

Wenn eine Frau, die sich kurz zuvor noch heiter mit dir unterhalten hat eine derart betrübte Miene zur Schau trägt, sollte man sie dann nicht in die Arme nehmen und trösten? Ich hielt eine so vertrauliche Geste jedoch für unangemessen. Wir kannten uns ja nur flüchtig. Hätte ich damals geahnt, was Saskia in diesem Augenblick bewegte, ich hätte meine Zurückhaltung aufgegeben.

Bis zur Abfahrt des Omnibusses sah ich von meinem Fensterplatz aus noch ein paar Minuten zu Saskia hinüber. Ihr Blick war in sich gekehrt. Obwohl sie mich ansah, kam es mir vor, als ob sie mich gar nicht mehr wahrnahm. Im Vergleich zu den Stunden zuvor war sie wie ausgewechselt. Das irritierte mich mächtig. Was war da geschehen?

Als der Bus anfuhr, winkte und lächelte ihr zu. Sie reagierte nur sehr verhalten darauf. Nun gut, ich konnte es auch nicht mehr ändern. Man soll solche Dinge auch nicht überbewerten. Und überhaupt: Wer wusste schon, ob sich unsere Wege noch einmal kreuzten.

Der Funke springt über

Und wie sich unsere Wege kreuzten! Ich war kaum eine Woche zuhause, als Saskia den Kontakt zu mir suchte. Zwischen uns entwickelte sich zunächst ein reger Austausch an Briefen und Telefonaten (vgl. Kap. Partnerschaft). Im Frühjahr 1995 teilte sie mir überraschend mit, dass sie zu einer Fachtagung nach Baden-Württemberg kommen wolle, auf deren Teilnehmerliste sie mich entdeckt hatte. Sie wolle mich dort unbedingt (Hervorhebung von Saskia) wiedersehen! Hatte mir Pia seinerzeit nicht fast dieselben Worte geschrieben? Nun lag es an mir, den Fehler, den ich 13 Jahre zuvor begangen hatte, nicht zu wiederholen.

Ich war ziemlich aufgeregt, mein Herz klopfte bei dem Gedanken, Saskia wiederzusehen. Es hatte mich so richtig erwischt. Sagen wir es offen:

Ich war von sehr zarten Empfindungen heimgesucht worden. Diesmal durfte ich unter keinen Umständen Mist bauen. Nun waren mein ganzes Wissen über und meine Erfahrungen mit Frauen gefordert (beides war, wie ich gern zugebe, recht überschaubar).

Wie damals bei Rosanna entwarf ich eine to do-Liste mit sechs Punkten. Es würde nicht ganz leicht sein, sie abzuarbeiten. Doch mit etwas Disziplin und Durchhaltewillen konnte ich es schaffen.

Am Tagungsort fuhr ich zum Bahnhof, um Saskia vom Zug abzuholen. Nervös suchten meine Augen nach der großen, schlanken Frau. Mein Mund wurde trocken, als ich sie entdeckte. Sie trug wieder die Kostümjacke und den eng anliegenden Rock. *Wie schön, gleich auf den ersten Blick etwas Vertrautes zu erblicken*! Lächelnd schritt sie auf mich zu. Mir war, als ginge an diesem Tag die Sonne zum zweiten Mal auf. Welch ein Unterschied zu der eher düsteren Abschiedsszene in Verona! Als sie mich am Arm berührte, schien ein elektrischer Funke auf mich überzuspringen. Die kleine Verstimmung, die sich auf Grund gewisser Ereignisse der vergangenen Wochen zwischen uns eingeschlichen hatte (vgl. Kap. Partnerschaft), war vergeben und vergessen.
Punkt 1 auf der Liste: Abgehakt.

Während eines gemeinsamen Spazierganges bot ich Saskia auf der engen Stiege eines Stauwehrs ritterlich meine Hand. Sie nahm sie dankbar in Anspruch.
Punkt 2: Erledigt.

Während wir den alten Treidelpfad entlangschlenderten, überlegte ich angestrengt, welche Möglichkeiten noch zu Gebote stünden, sich dieser Frau zu nähern, ohne die Grenzen des Schicklichen zu überschreiten. Da fiel mir ein: Hatte sie mich in ihren Briefen nicht bereits mehrmals in Gedanken umarmt? Wollte sie damit andeuten, dass sie tolerierte, wünschte oder gar erwartete, in die Arme genommen zu werden? Ich beschloss, zunächst bei Goethes Faust Zuflucht zu suchen[62] und bot Saskia als Kompromiss statt beider Arme erst mal nur einen. Und tatsächlich: Sie hakte sich bei mir unter.
Punkt 3: Ausgeführt.

Saskia hatte in ihren Briefen stets von einer gemeinsamen Saite gesprochen, die sie und mich verbände. Die Saite in mir schnurrte wie eine zufriedene Katze. Wenn es stimmte, was Saskia geschrieben hatte, musste sie dieses Schnurren nun ebenfalls wahrnehmen. „Hör auf deine Saite!“, ermahnte ich mich.

---

62 Faust zu Gretchen: „Mein schönes Fräulein, darf ich's wagen, meinen Arm und Geleit ihr anzutragen?“

Noch während mir all das durch den Kopf ging, hatte Saskia zu sprechen begonnen. Ich verstand zunächst nicht, was sie sagte, aber ihre Stimme, diese sympathische, weiche, angenehme Altstimme löste augenblicklich eine heftige Vibration der Saite aus. Ich blieb stehen und wandte mich meiner Begleiterin zu, suchte nach einer Regung in ihrem Gesicht, die mir Sicherheit gegeben hätte. Da war ihr Blick, mit dem sie mich ansah wie seinerzeit Karola mich angesehen hatte. Ihre blaugrauen Pupillen waren trotz des hellen Sonnenscheins ungewöhnlich geweitet. Kaum auszuhalten, dieser Blick. Eine innere Stimme raunte mir zu, dass der Moment nun unwiderruflich gekommen sei. Saskia wartete. Sie überließ mir den ersten Schritt. Bloß nicht mehr „lahmarschig" sein! Mir fiel ein Zitat Pablo Picassos ein, der ein großer Frauenkenner gewesen sein soll: „Wenn Männer wüssten, was Frauen denken, wären sie tausendmal kühner." Auf Picasso vertrauend zog ich Saskia an mich und nahm sie in die Arme. Sie stieß mich nicht von sich, versteifte sich nicht in Abwehrhaltung. Vielmehr schmiegte sich ihr Körper an den meinen, als habe sie auf diesen Augenblick nur gewartet. Sehr gut!
Punkt 4: Verwirklicht.

Frisch den nächsten Schritt gewagt, solange der Mutausbruch aktiv war. Meine Fingerspitzen spürten, wie sich Saskias Schulterblätter bewegten, als sie ihre Arme um meinen Hals schlang. Der Duft ihres Parfums stieg mir scharf in die Nase. Egal, erst mal ignorieren. So nah waren mir ihre Augen noch nie gekommen. Ihre Lippen allerdings auch nicht. Weiter, weiter! Jetzt bloß nicht wieder einen Rückzieher machen. „Vorwärts immer, rückwärts nimmer!"[63] (erstaunlich, welch alberne Sprüche einem in einer emotionalen Ausnahmesituation durch den Kopf gehen). Der belastende Blickkontakt konnte nun abgebrochen werden. Wie von selbst fanden unsere Lippen zueinander. Erst behutsam und forschend, dann inniger und hingebungsvoller.
Punkt 5: Es ist vollbracht.

Dieser Kuss hatte die Tür endgültig aufgestoßen. Es war nur zu hoffen, dass der Raum dahinter diesmal genügend erleuchtet war, damit Saskia meine Gedanken lesen konnte.

Wir spürten, wie sehr wir uns brauchten, wie sehr wir uns begehrten. Nach der gedanklich-intellektuellen „Brieffreundschaft" schien sich nun auch ein kraftvolles Verlangen nach einer körperlich-sinnlichen Beziehung Bahn gebrochen zu haben.

Wir setzten uns auf eine Bank. Saskias samtene Stimme führte mich wieder in die Realität zurück. In Anspielung auf unsere erste Begegnung

63 Erich Honecker in der Festansprache zum 40. Jahrestag der DDR am 7. Oktober 1989.

in Italien sagte sie, langweilige Typen küssten eine Frau nicht einfach so, wie sie es gerade mit mir erlebt habe.

„Du hast dich getraut, und das hat mir gefallen", meinte sie schlicht.

Wenn sie geahnt hätte, wie viel Jahre der Vorbereitung mich dieser Kuss gekostet hatte …

Beim Abschied auf dem Bahnsteig löste Saskia einen ihrer Ohrringe und drückte ihn mir „als Faustpfand unsrer Liebe" in die Hand. Er solle mich an sie erinnern. Alle sechs Punkte auf meiner Aufgabenliste waren: Gemeistert!

Mit Haut und Haaren

Meinen beherzten „Mutausbruch" beantwortete Saskia, indem sie ihre Gefühle für mich mit zunehmender Offenheit zum Ausdruck brachte. Ihre Gedanken, an denen sie mich in ihren Briefen Teil haben ließ, waren von solcher Intimität und Wärme, dass sie mich in meinem Innersten anrührten. Mit einer Unbefangenheit, die mir den Atem stocken ließ, gab sie ihre Träume, Wünsche und Vorstellungen preis. Ihre Briefe fachten meine erotischen Fantasien an wie eine frische Brise schwelende Holzkohle. Beispielsweise wenn sie von ihrer Vorliebe für „Kleider aus fließenden, eleganten Stoffen" sprach, unter denen frau „natürlich nichts tragen" dürfe … (wie schön, dann entfiel schon mal das nervige Gefummel mit den darunter lauernden, unpraktischen Hakenverschlüssen).

Noch nie hatte eine Frau mir so voller Poesie, aber auch so freimütig so intime Gedanken offenbart. Das war eine völlig neue und sehr aufregende Erfahrung für mich. Durch Saskia lernte ich, meine Gefühle offener und unbefangener zum Ausdruck zu bringen, als es mir jemals zuvor möglich gewesen war. Ich wusste, woran ich war, weil ich wusste, was sie von mir erwartete. Ich hatte endlich Gewissheit.

Wir vereinbarten, uns von jetzt an mindestens an einem Tag im Monat zu sehen. Da wir durch gut 500 Kilometer Distanz voneinander getrennt waren, verlangte uns dieses ambitionierte Vorhaben eine rege Reisetätigkeit ab. Allerdings vergällte uns ein sehr, sehr bitterer Wermutstropfen den süßen Wein: Ich verfügte noch nicht über die Freiheit, die ich mir wünschte, die Saskia jedoch voraussetzte. Sie war ja ungebunden und niemandem Rechenschaft schuldig. Ich hingegen war noch in einer Partnerschaft gefangen, die mich, obwohl bereits in Auflösung begriffen, an die Kette legte.

Als konspirative Treffpunkte wählten wir stets einen Ort aus, der die uns trennende Distanz ungefähr in zwei gleiche Hälften teilte. Doch offenbar erfüllten unsere stets viel zu kurzen Rendezvous Saskias Erwartungen nicht. Sie schien sich von unseren Treffen mehr zu versprechen als einen ausgedehnten, sonntäglichen Spaziergang in einem Park mit anschließendem Besuch eines Cafés. Bei unserem dritten Date äußerte sie denn auch eindringlich den Wunsch nach einem gemeinsamen Wochenende, das gerne auch verlängert sein dürfe. Die Organisation wolle sie mir überlassen, doch ich möge „bitte keine Einzelzimmer buchen“. Beim nächsten Wiedersehen wolle sie mich „mit Haut und Haaren“ …

An diesen Worten war nichts misszuverstehen. Frauen (insbesondere reifere Frauen) gelangen anscheinend über kurz oder lang an einen Punkt, an dem sie „für halbe Sachen nicht [mehr] zu haben“ sind. Wie schön, dass wir uns nun an diesem Punkt nicht nur im geografischen Sinne treffen konnten.

Aus Saskias Briefen sprachen nun eine fast kindliche Vorfreude und ein großes Gefühl der Zuneigung. Unverhohlen gestand sie mir ihre unbändige Lust, sich „fallen zu lassen“ und meine „Wärme zu spüren“. Wenn der ersehnte Augenblick nur endlich kommen würde!

Saskia empfand in Erwartung unseres bisher intimsten Treffens offenbar ein Gefühl der freudigen Erregung. Ich verstand ihre Ungeduld, da ich ihre Vorfreude teilte. Und doch lastete auf mir so etwas wie Druck, denn ich wollte sie auf keinen Fall enttäuschen. Hinzu kam, dass ich der argwöhnischen Rosanna irgendwie plausibel erklären musste, weshalb ich ein Wochenende solo unterwegs sein wollte.

Am Tag unseres Dates betraten Saskia und ich unser Hotelzimmer mit einer Mischung aus verlegener Befangenheit und gespannter Erwartung. Saskia sah zum Anbeißen aus. Sie trug eine Bluse aus viskoseähnlichem, leicht-luftigem und doch sehr körperbetont fallendem Gewebe (auf dessen Anschmiegsamkeit sie mich in einem Brief bereits anschaulich vorbereitet hatte. Wahrscheinlich um meine Neugier zu wecken). Zwischen dem kurzen Rock und den flachen Espadrilles zogen sich schier endlose Beine in die Länge: „She’s got legs, and she knows how to use them …“[64]

Wer nun glaubt, es hätten sich Szenen wie in dem Film „Basic Instincts“[65] abgespielt, der irrt. Es lief eher ab wie in Ravels berühmten Bolero.[66]

Saskia und ich ließen uns viel Zeit, um uns einzuschwingen. Zur Belohnung durfte das gegenseitige Begehren einen überwältigenden Sieg

64 Einer der bekanntesten Hits der amerikanischen Bluesrockband ZZ Top.

65 Basic Instinct: Titel eines Erotik-Thrillers mit Sharon Stone und Kirk Douglas (1992).

66 Boléro: Ein Orchesterstück des französischen Komponisten Maurice Ravel. Die langsame Steigerung der Intensität der Musik bis zum dissonanten Höhepunkt entfacht als erotisches Element bis heute die Fantasie.

über die zuvor gewahrte Contenance davontragen. Umberto Eco hat es einmal so formuliert: Auf exakt derselben Wellenlänge schwingen. Ich war sehr erleichtert darüber, dass Saskia „den Ablauf der Dinge … vorausgesehen und zugelassen hatte“ (Lehmann 2000, S. 204). Später gestand Sie mir: „Es war nicht mehr aufzuhalten. Wir haben es beide gespürt.“

Am nächsten Tag meldete die Dame vom Empfang, jemand wünsche mich in der Hotellobby zu sprechen. Unheil ahnend folgte ich der Empfangsdame in die Halle. Tatsächlich: Dort erwartete mich Rosanna. Sie musste den Braten gerochen haben und mir heimlich gefolgt sein. Ihr unerwartetes Erscheinen brachte mich in ungeheure Verlegenheit. Ein unschöner Disput vor der diskret weghörenden Rezeptionistin war nicht zu vermeiden. Schließlich gelang es mir, Rosanna zum Rückzug zu bewegen. Die Folgen bekam ich, wie bereits erwähnt, am eigenen Leib zu spüren (s. Kräche, Krisen und Krawall).

Mit gemischten Gefühlen kehrte ich auf unser Zimmer zurück. Einerseits war ich ein bisschen Stolz, Rosanna erfolgreich die Stirn geboten zu haben. Doch wie würde Saskia auf das unverhoffte Auftauchen der Rivalin reagieren? Könnte Saskia nachhaltig verschreckt worden sein? Eine unschöne atmosphärische Störung für den Rest unseres Aufenthaltes hielt ich für möglich, ja für unausweichlich. Ich hätte Verständnis dafür gehabt, wenn Saskia ihre Sachen gepackt hätte und nach Hause gefahren wäre. Doch das Gegenteil trat ein. Saskia hatte den Ausgang des peinlichen Zusammentreffens mit Erleichterung zur Kenntnis genommen. Ihre weibliche Intuition und meine eiserne Standhaftigkeit gegenüber Rosanna hatten sie wohl zu der Überzeugung gebracht, dass es mir mit ihr Ernst war. Ihre Genugtuung ließ sie mich denn auch völlig entspannt spüren.

Der Beweis, dass unsere gemeinsame Saite existierte, war eindrucksvoll erbracht. Ich war mir sicher, dass ich Saskia niemals mehr würde loslassen wollen. Selbst meine alte, in Auflösung befindliche Beziehung, die einen bangen Moment lang unser Glück überschattet hatte, konnte an dieser Tatsache nichts mehr ändern. Zu stark war die Saite zwischen uns, als dass sie noch zum Reißen hätte gebracht werden können. Saskia hat es mit nur vier Worten zum Ausdruck gebracht: „Ich glaube an uns!“ Sie war der Katalysator, der mir mehr als zwanzig Jahre lang gefehlt hatte. Sie war d e r Einschnitt, d e r Markstein, d e r Wendepunkt in meinem Leben.

Einzug in Aphrodites Tempel

Nach diesem romantischen Wochenende mit dramatischer Einlage stürzte sich Saskia in einen wahren Organisationsrausch. Keine vier Wochen nach dem Rendezvous hielt ich ein von ihr gebuchtes Flugticket in den Händen. Ich hütete es wie eine unersetzliche Reliquie, denn Rosanna versuchte alles, um mich von dem Flug abzuhalten. Ich setzte mich über ihr Veto hinweg. Als Belohnung für meine Standhaftigkeit erwartete mich ein drei Tage und Nächte währendes Fest der Sinne. Saskia und ich berauschten uns an Kunst, Kultur und Kulinarischem – wenn wir uns nicht gerade an einem erotischen Feuerwerk erfreuten. Wir waren 36 Jahre alt und trieften geradezu vor Hormonen und Libido.

Wie seinerzeit am Strand von Sardinien konnte es geschehen, dass ich während sexueller Handlungen die Übersicht darüber verlor, in welcher Lage sich mein Körper samt seiner beweglichen Einzelteile befand (vgl. Ménage à trois). Es gab nicht die geringste Erinnerung daran, wie wir die größtmögliche Nähe zwischen Mann und Frau erlangt hatten. Irgendwie, ohne dass eine helfende Hand im Spiel gewesen wäre, waren wir eben eins geworden. *Dieser Verlust an Kontrolle trat immer dann auf, wenn sich keine Gelegenheit bot, mich auf ein emotionales Großereignis vorzubereiten oder es gar zu kontrollieren.*

Die drei gemeinsamen Tage vergingen wie im Flug. Nun, da wir die Sinnesfreuden ausgekostet hatten, empfanden wir die Zeit der Trennung als unerträglich. Unsere Briefe wurden zu Bekenntnissen des gegenseitigen Verlangens und der Sehnsucht. In sehr persönlichen Sentenzen ließen wir uns an unseren erotischen Vorstellungen teilhaben. Saskia wurde nicht müde, mir ihre Liebe zu versichern. Sie bat mich sogar um Nachsicht, wenn sie nicht so deutlich darüber sprechen könne. Was musste in dem großen Herzen dieser Frau vor sich gehen, wenn sie glaubte, nicht die richtigen Worte gefunden zu haben! Wenn sie nicht die richtigen Worte fand, dann war ich Analphabet.

Schließlich war die Trennung von Rosanna vollzogen. Saskia und ich konnten unsere neu erworbene Freiheit in vollen Zügen genießen. Auf sexuellem Gebiet wurde ein für mich völlig neues Kapitel aufgeschlagen. Vorüber war die Zeit der lusttötenden akrobatischen Übungen. Saskia hätte mich niemals rüde aufgefordert, zu „bumsen“. Sie kleidete ihre Bereitschaft in einladende Metaphern wie „die Orchidee möchte besucht werden“ oder „die Hügelchen möchten geküsst werden“.[67] Ich revanchierte mich gerne mit ähnlichen Wortspielen (wir dachten uns Kosenamen aus, da die deutsche Sprache für „Geschlechtsmerkmale“ anscheinend nur wissenschaftliche, verschämte oder vulgäre Synonyme zu bieten hat).

67 „Im sexuellen Kontakt […] spielen sowohl die Art als auch das Verständnis kommunikativer Vorgänge eine Rolle. In Bezug auf verbale Kommunikation bedeutet das beispielsweise, dass sich die Interaktionspartner_innen nicht scheuen, eigene Bedürfnisse klar zu benennen oder die des anderen zu erfragen.“ (Lache 2016, S. 91)

Statt an unerquicklich empfundenem Beischlaf im Zustand körperlicher Unreinheit durfte ich mich nun an wesentlich erquicklicheren Rahmenbedingungen wie stimulierende Schaumbäder erfreuen. Lavendelduft verströmende Kerzen, aromatische Essenzen, Schalen gefüllt mit appetitlich angerichteten Früchten und gedämpfte esoterische Klänge verbreiteten im Badezimmer eine mit Händen zu greifende Sinnlichkeit. In a gadda da vida.[68] Alles war dezent aufeinander abgestimmt. Saskia achtet stets darauf, die Atmosphäre nicht zu überfrachten, keiner barocken, wollüstigen Schwelgerei zu frönen. Dieses Ambiente verfehlte seine Wirkung auf mich nicht.

In unserer Aufgeschlossenheit gegenüber neuen Erfahrungen und reizvollen Varianten ergänzten wir uns nahezu perfekt. Saskia mochte es, durch gemeinsames Betrachten ästhetischer Aktfotografien von Günter Rössler (Rössler 1998) in Stimmung gebracht zu werden. Ich hingegen fand, dass ein geschickt platzierter Spiegel ebenfalls zur Luststeigerung beitragen kann. Saskia gefiel es, unseren ungezügelten Wildwuchs im Schambereich durch regelmäßigen Gebrauch von Figaros Requisiten in akkurat gepflegte Gärtchen zu verwandeln. Im Gegenzug machte ich sie mit dem sagenhaften Effekt asiatischer Liebeskugeln[69] bekannt. Saskia brachte es sogar fertig, mir meine stärksten Vorbehalte gegen Berührungen abzugewöhnen. Wir nannten das Spiel „die Perle in der Auster" aufspüren.

Selbst der Blickkontakt, der mich in früheren Jahren meist sehr irritiert hatte, gewährte mir nun ungeahnte Erlebnisse von unfassbarer Intensität. Nun war es mir möglich, in den graublauen Augen der Geliebten zu versinken wie in einem grundlosen Ozean. Wenn sich ihre Pupillen weiteten, gewährten sie mir für den Bruchteil einer Sekunde den intimsten Einblick, den ein Mensch einem anderen gewähren kann. Dann glaubte ich, auf den Grund ihrer Seele zu blicken.[70]

Über die Dinge, die unser Liebesleben bereicherten, herrschte stets Konsens. Behagte etwas einem von uns nicht, dann wurde das auch nicht (wieder) gemacht. Und doch hatte ich meine Sexualität noch nie so phan-

---

68 In a gadda da vida: „Im Garten des Lebens", legendärer Song der amerikanischen Rockgruppe Iron Butterfly aus dem Jahr 1968.

69 Ben-wa oder Rin-no-tama: Vaginalkugeln, die das Orgasmuserleben der Frau verbessern, das sich letztlich in rhythmischen Muskelkontraktionen insbesondere des Beckenbodens entlädt.

70 „Im sexuellen Miteinander sollten sich die Sexualpartner*innen ohne viele Worte verstehen können, wenn es darum geht, ‚sich möglichst tief und genau ineinander hinein[zu]versetzen […] Man möchte sich zunehmend immer besser verstehen im Sinne von Gleichklang und Harmonie' (Osthoff 2008, S. 100)." (Lache 2016, S. 91)

tasievoll er- und ausleben können wie mit Saskia. Obwohl tausend Eindrücke gleichzeitig auf mich einstürmten, gelang es mir jetzt, die körperlichen Aktionen und Reaktionen nach und nach unter meine Kontrolle zu bringen. Ich wurde nicht mehr hilflos von meinen Empfindungen wie von einer Lawine überrollt. *Meine Körperwahrnehmung verstummte nicht mehr wie bei einem „eingeschlafenen" Arm oder Bein.* Mein Körper – und somit das Geschehen – waren bis zu einem gewissen Punkt kontrollierbar.

Saskia benötigte diese Selbstbeherrschung nicht. Sie ließ sich einfach gehen. Ich hingegen kann auch in der körperlichen Liebe die Dinge nicht dem Selbstlauf überlassen. Ich brauche einen von mir vorbestimmten Weg, den ich gehen und auf den ich Saskia mitnehmen kann. Anfangs irritierte sie es, dass ich auf sie „immer so still und ruhig, so unheimlich kontrolliert" wirkte.

„Wenn ich es nicht spüren würde, würde ich glauben, du hast nie einen Höhepunkt," gestand sie mir.

Andererseits räumte sie ein, ein so tiefes, stilles Glück der Empfindung habe sie bisher noch bei keinem Mann erlebt.

Für mich war es Ehrensache, dieses Glück zeitgleich mit Saskia zu empfinden. Ich mochte nicht einsehen, weshalb Mann und Frau so ein wunderbares Erlebnis wie den Orgasmus nicht in ein und demselben Augenblick auskosten sollten. Es war nur eine Frage des Timings und der Kontrolle. Und auch ein wenig der Disziplin. Darin war ich Spezialist. Gingen wir meinen Weg gemeinsam und unter meiner Leitung, dann überschritten wir die Schwelle zu Aphrodites Tempel Hand in Hand (und wurden mit einem überwältigenden, doppelt empfundenen Gefühl belohnt).

Saskia versicherte mir zwar, dass wir nicht jedes Mal einen gemeinsamen Höhepunkt haben müssten. In ihrer Bescheidenheit wollte sie keinen Druck auf mich erzeugt wissen. Doch ich empfand es nicht als Druck. Es war mir ein Bedürfnis. Wir waren ja nicht zusammen, bloß um guten Sex zu genießen. Wir hatten guten Sex, weil auch im Nichtkörperlichen alles zwischen uns harmonierte. Wir mussten nicht mehr suchen. Wir hatten uns gefunden. Wir waren am Ziel.

Das Feuer erlischt – beinahe

Saskia äußerte einst freimütig den Wunsch, sie wolle mit mir „bis ins hohe Alter" sexuell aktiv bleiben. Ich für meinen Teil hegte damals keinen Zweifel daran, dass uns das gelingen würde. Nach der Geburt unseres Kindes nahm Saskias Bedarf an intimen Handlungen aus biologischen (das heißt, aus für mich nachvollziehbaren Gründen) etwas ab. Die Glut war jedoch noch heiß genug, um die Flammen der Leidenschaft immer wieder auflodern zu lassen. Doch sie loderten immer seltener. Schließlich erloschen sie gänzlich. Die Ursachen waren weder biologischer noch emotionaler Natur. Es waren ganz profane Gründe, die das Feuer erstickten. Ökonomische und gesundheitliche Veränderungen erzwangen eine radikal andere Lebensführung.

Wie ein gewaltiges Erdbeben, das mit unpersönlicher Urgewalt Aphrodites Tempel erst ins Wanken, dann zum Einsturz bringt, brachte ein prekärer Dauerzustand unser Liebesleben komplett zum Erliegen. Alle Versuche, die arg lädierte Tempelruine in den früheren Zustand zurückzuversetzen, wurden von mehreren Nachbeben gründlich zunichte gemacht. Wenn sich finanzielle Nöte und existenzielle Sorgen zu einem gordischen Knoten verdicken, haben Frühlingsgefühle keine Chance. Sie werden stranguliert und ersticken wie frische Triebe unter einer dicken Lage durchnässter Zeitungen. Am Ende fehlte schlicht die Kraft zum Wiederaufbau. Das war die Zeit, in der Saskia den „Asperger" in mir entdeckte (s. Kap. 2: „Turbulenzen").

Kapitel 2: Beziehung, Partnerschaft, Ehe – Gemeinsam leben in getrennten Welten

Himmelsmechanik

Die Suche nach einer Freundin oder nach einer Lebens(abschnitts)gefährtin erwies sich als ein Prozess von quälender Langsamkeit. Setzt man meine bisherige Lebensspanne gleich 100 Prozent, dann lassen sich daraus folgende Zahlen ableiten: Dreizehn Jahre (oder zweiundzwanzig Prozent) meines zurückgelegten Lebensweges sind geprägt von mehr oder weniger vergeblichen Versuchen, eine mehr als nur freundschaftliche Beziehung zu einem Mädchen oder zu einer Frau aufzubauen. Das sieht zunächst nicht nach einer besonders guten Erfolgsquote aus. Addiert man aber die Zeit mit Rosanna (zehn Jahre bzw. 16 Prozent) und mit Saskia (24 Jahre bzw. 40 Prozent), dann ergibt sich für die Lebensjahre, die ich gemeinsam mit einer Lebensabschnittsgefährtin verbracht habe, immerhin ein Wert von 56 Prozent, gemessen an meiner bisherigen Lebensspanne. Somit relativiert sich die Phase des Suchens auf ein halbwegs akzeptables Maß.

Den längerfristigen Beziehungen waren an die zwanzig mehr oder weniger flüchtige Bekanntschaften vorausgegangen (mit den gänzlich unbedeutenden wollen wir uns hier nicht aufhalten). Sie lassen sich recht gut mit den Bewegungen von Himmelskörpern beschreiben. Wie Asteroiden hatten wir uns einander angenähert, um nach einer kurzen parallelen Flugbahn vom eigenen Schwung getragen oder von den Abstoßungskräften beschleunigt wieder auseinanderzudriften. Eine dieser frühen Beziehungsversuche hebt sich freilich deutlich von allen anderen ab. Bianca und ich haben uns wie zwei Kometen gegenseitig von unseren Schwerefeldern einfangen lassen. Mal näher, mal ferner umkreisen wir uns seit gut 45 Jahren auf weiten elliptischen Umlaufbahnen. Der Kontakt ist während all dieser Jahre nie verloren gegangen. In letzter Zeit herrscht wieder sehr reger Funkverkehr zwischen uns. Warum das so ist, versuche ich an anderer Stelle zu ergründen (s. Kap. 4: Selbstreflexion). Doch zuvor wollen wir ein wenig die Partnerschaften mit längerer Laufzeit unter die Lupe nehmen. Woran war die eine gescheitert? Weshalb erweist sich die andere als nahezu unverwüstlich? Ich glaube, die Antwort gefunden zu haben. Doch urteilt selbst …

Partnerschaft als win-win-Konstellation

Der Begriff Notlösung in Zusammenhang mit einer Partnerschaft zwischen zwei Menschen hat stets einen unschönen Beigeschmack. Es lässt sich jedoch weder leugnen noch verbergen, dass die Beziehung zu Rosanna in mancherlei Hinsicht einen Kompromiss darstellte. Bevor ich sie kennenlernte, hatte ich mich dreizehn Jahre lang erfolglos an meinem „Beuteschema“ abgearbeitet. Der Druck und die Bereitschaft, meine anscheinend unerfüllbaren Ansprüche an mein weibliches Idealbild zu modifizieren, wurden mit jedem Misserfolg stärker. Die Wahl Rosannas war letztlich das Ergebnis einer radikalen Umorientierung.

Das vergleichsweise rasche Zustandekommen unserer Beziehung schien die Notwendigkeit und die Richtigkeit meines Strategiewechsels zu bestätigen. Gegenseitige Zuneigung war anfangs ohne Zweifel genügend vorhanden, um die Partnerschaft auf eine scheinbar hinreichend solide Grundlage zu stellen. Meinungsverschiedenheiten, Streit oder gar Spannungen traten hin und wieder auf. Welche Beziehung ist gänzlich frei davon? Sie konnten jedoch meist einvernehmlich beigelegt werden. Handfeste Differenzen traten erst dann offen zutage, wenn sich Rosanna vernachlässigt fühlte. So entzündete sich ein Streit an der kuriosen Tatsache*, dass ich mit 28 Jahren immer noch nicht aus meinem Elternhaus ausgecheckt hatte.*[1] Selbst meine drei Jahre jüngere Schwester war mit ihrem Freund lange, bevor ich diesen Schritt wagte, in eine eigene Wohnung gezogen. Ich hatte viel zu lange Zeit nichts dabei gefunden, die Annehmlichkeiten der „Pension Mama“ in Anspruch zu nehmen. Doch als Rosanna meine physische Präsenz über die Wochenenden hinaus energisch einzufordern begann, wurde mir die Sache allmählich peinlich. Immerhin hatte ich mit der Beziehung zu ihr eines meiner dringlichsten Ziele erreicht – allerdings ohne mir über die sich daraus ergebenden Konsequenzen Gedanken gemacht zu haben. Nun galt es schleunigst, das Erreichte durch die längst fällige Abnabelung vom Elternhaus und mittels eines gemeinsamen Hausstandes auch nach außen hin sichtbar zu demonstrieren.

Nach unseren ersten gemeinsam verbrachten Nächten hatte mir Rosanna versichert, dass sie mich „am liebsten bei sich behalten“ würde. Ich blieb nun häufiger über Nacht, doch es dauerte noch mehr als zwei Jahre, bis wir in der Lage waren, uns durch unser erstes selbstverdientes Geld eine gemeinsame Wohnung zu leisten. 1988, nach unserem Einzug in die eigenen vier Wände, führten wir im Prinzip ein Leben wie Mann und Frau. Der Alltag mit seinen unzähligen Obliegenheiten, Erfordernissen und Zwängen bestimmte zunehmend unser Leben.

Rosanna erwies sich in praktischen Lebensfragen unzweifelhaft als der versiertere, in der Zukunftsgestaltung als der realistischere Partner von

1 „Menschen aus dem Autismus-Spektrum [sind] – unabhängig von Intelligenz- oder Funktionsniveau – oft weitaus länger von Eltern oder Bezugspersonen abhängig als nicht-autistische.“ (Lache 2016, S. 78f.)

uns beiden. Als ich nach meiner Promotion lamentierte, weil der Antritt meiner ersten Stelle als wissenschaftlicher Mitarbeiter den Umzug in eine andere Stadt erforderte, ließ Rosanna sich bereitwillig von ihrem Arbeitgeber in eine Firmenfiliale in der Nähe meines neuen Arbeitsplatzes versetzen. Sie kümmerte sich nicht nur um die Einrichtung der neuen Wohnung, sie entwickelte auch in Geldangelegenheiten einen beachtlichen Ehrgeiz und „kultivierte mit Vorliebe das Finanzielle" (Fontane 1973).

Als Doppelverdiener mit akademischer Ausbildung standen wir für den Anfang nicht schlecht da. Trotz der Miete für die 98 qm große Wohnung blieb noch genügend für das Sparbuch übrig. Ich war's zufrieden, doch Rosanna dachte in anderen Kategorien. Die biedere Sparkasse mit ihren Kleinanlegerzinsen genügte ihren Ansprüchen nicht. „Think big", das war ihre Devise. Von Investitionen in Aktien, Immobilien und Gold, von Fondsparen und von exotischen Anlageformen wie dem Tafelgeschäft[2] ging nun die Rede. Von solchen Dingen hatte ich so viel Ahnung wie ein Imker vom Walfang. Strategien zur Geldvermehrung waren mir unbekannter als die Rückseite des Mondes. Doch damit nicht genug: Rosanna hatte sich in den Kopf gesetzt, die Mietwohnung in Privateigentum umzuwandeln. Das hierzu nötige Kapital sollte uns eine Bank vorstrecken. „Oje", dachte ich, „bloß keine Schulden machen!" Rosanna tat meine Vorbehalte gegen langfristige Verbindlichkeiten als kleinliche Beckmesserei ab. Unsere Arbeitsverträge würden jedem Banker als Sicherheit genügen, beruhigte sie mich.

Plötzlich entdeckte ich an Rosanna eine für mich völlig neue Seite. Mit einer Umtriebigkeit, die mich schwindelig machte, setzte sie ihre Transaktionen in die Tat um. Die Termine bei der Bank, bei Anlageberatern und beim Notar drängten in meinen Kalender wie Rentner*innen an die Wühltische der Discounter. Meist ließ ich die Gespräche als stiller Dulder über mich ergehen. *Länger als fünf Minuten konnte ich den Ausführungen der eloquenten Kundenberater ohnehin nicht folgen, ohne den Faden zu verlieren.* Das Durchlesen der Vertragstexte half mir allerdings auch nicht weiter. Wäre das Kleingedruckte in sumerischer Keilschrift verfasst gewesen, das Finanzkauderwelsch hätte mir nicht unverständlicher sein können. Agio, Disagio, Annuitätendarlehen, Zinsbindung, Nominalwert, Damnum, Vorfälligkeitszinsen, Rückkaufsrecht: Mir war lediglich klar, dass wir etwas für eine Menge Geld, das wir gar nicht besaßen, gekauft hatten. Rosanna fochten meine kleingläubigen Bedenken

2 Tafel- oder Schaltergeschäft: Geschäft im Bankbetrieb, bei dem Leistung und Gegenleistung Zug um Zug erfolgt, zum Beispiel der Kunde am Schalter (d.h. anonym) Effekten gegen Barzahlung erwirbt oder an der Sortenkasse ausländisches Geld einwechselt (Gabler Wirtschaftslexikon).

nicht an. Sie war überzeugt, der zu erwartende Ertrag würde ihr Recht geben. Zielstrebig wandelte Rosanna unsere Beziehung in eine Zugewinngemeinschaft ohne Trauschein um, „vielleicht davon ausgehend, dass, wer die Finanzen hat, auch selbstverständlich alles andere hat, besonders die Liebe“ (Fontane 1973). Konnte das auf Dauer gutgehen?

Das verflixte siebente Jahr

Nun saßen wir in einer geräumigen Eigentumswohnung mit Ikeamöbeln, grüner Terrasse und Tiefgaragenstellplatz. Auch beruflich gab es keinen Grund zum Meckern. Rosanna arbeitete für ein international agierendes Maschinenbauunternehmen und für mich stand eine Planstelle an einem renommierten Forschungsinstitut in Aussicht – das war selbst für jemanden im Alter von knapp 35 Jahren keine Selbstverständlichkeit. Im bürgerlichen Sinne gehörten wir zu denen, die es „geschafft“ hatten. Wir hätten der weiteren Lebensplanung mit Gelassenheit entgegensehen können.

Doch Lebensplanung schließt auch Familienplanung mit ein – und genau hier lauerte eine Menge unvorhergesehenes Konfliktpotenzial mit Sprengwirkung.

Was war geschehen? Trotz aller Sorgfalt bei den Verhütungsmaßnahmen war Rosanna schwanger geworden. Ein „Betriebsunfall“, wie man so schön sagt. Doch statt sich zu freuen, taxierte sie mich mit finsterer Miene. Nanu, dachte ich, sollte die Empfängnis nicht eher einer der größten Glücksmomente im Leben einer Frau sein? Wozu hatten wir denn dieses Wachstumszertifikat-Bauspar-Lebensversicherung-Aktienrundumsorglospaket geschnürt? Und die Vierzimmerwohnung war doch wohl eindeutig auf Familienzuwachs zugeschnitten.

Ich hatte schon länger mit dem Erklimmen der nächsten Partnerschaftsebene gerechnet. Einige unserer Freund*innen und Kolleg*innen lebten seit Jahren im Stand der Ehe, mit oder ohne des Segens der Kirche. Einige hatten gar Kinder im Vorschulalter. Rosanna und ich waren bereits sieben Jahre liiert – nicht mehr und nicht weniger. Rein materiell betrachtet war der Zeitpunkt für eine Familiengründung längst gekommen. Wo war das Problem?

Das Problem hatte einen Namen. Das Problem war ich. Rosanna traute mir die Vaterrolle nicht zu. Sie unterstellte mir fehlende Reife und mangelnde Kompetenz. Dieser Vorwurf traf mich hart und unvermittelt. *Aus zahlreichen Selbsterfahrungen wusste ich, dass ich auf eine merkwürdige Art und Weise sehr speziell bin.* Aber mir von vornherein die Eignung oder die Fähigkeit abzusprechen, ein Kind zu erziehen, ging mir dann doch ein Stück zu weit. Die sich anschließenden Diskussionen änderten jedoch nichts an Rosannas negativer Einschätzung, im Gegenteil. Wie ernst sie es meinte wurde mir bewusst, als sie mir kühl mitteilte, sie wolle eine Abtreibung vornehmen lassen. Mich um meine Meinung zu fragen, zog sie erst gar nicht in Betracht. Selbst das erste Ultraschallbild des Embryos, das Schwangere ansonsten wie ein Heiligenbildchen am Herzen tragen, konnte sie nicht von ihrer radikalen Entscheidung abbringen. Ich fand das herzlos.

Rosannas kompromisslose Härte machte mir sehr zu schaffen. Ich führte diese Härte auf die in ihrer Familie hochgehaltenen preußischen Tugenden zurück, die ihren Charakter stark geprägt haben mussten. Äußerlich schien Rosanna völlig ungerührt. In sie hineinsehen konnte ich nicht. Ihr Innenleben blieb vor mir verborgen. Also hing ich meinen eigenen Gedanken nach. Noch heute sinne ich manchmal darüber nach, wie es gewesen wäre, wenn ich unser Kind hätte aufwachsen sehen. Heute wäre es fast in dem Alter, in dem ich Rosanna kennengelernt habe ...

Nach dem Abort war nichts mehr so wie es vorher war. Die Streitereien und Auseinandersetzungen über das Thema Nachwuchs häuften sich wie herbstliche Blätter in den Ecken eines zugigen Hinterhofes. Während eines sehr emotionalen Wortwechsels behauptete Rosanna, sie habe sich schon immer ein Kind gewünscht. Ich verstand das als krasse Schuldzuweisung an meine Adresse: D u hast es verbockt. Ein heftiger Unmutsanfall meinerseits war die Folge. Weshalb sie es dann „durch den Abguss gespült" habe, wollte ich wissen. Gereizt antwortete sie: „Es hat keinen Sinn mehr. Ich lasse dich vom Haken."

Ich ahnte die Bedeutung ihrer aus der Anglersprache entlehnten Worte. Trotzdem ließ ich sie mir von einer Arbeitskollegin, mit der ich über derartige Dinge vertrauensvoll sprechen konnte, auslegen. Die Interpretation war eindeutig: Rosanna beabsichtigte offenbar, mir den Laufpass zu geben.

Unsere Beziehung steuerte auf den absoluten Tiefpunkt zu. Wenn wir nicht stritten, erlebten wir „die erschreckende Sprachlosigkeit [...], die sich in Beziehungen oft entwickelt und zum Unvermögen wird, miteinander kommunizieren zu können" (Lahmann 2007, S. 27).

Der Zufall wollte es, dass ich in dieser schweren Zeit Saskia begegnete. Ich hatte mich zwar nicht aktiv nach einer anderen Frau umgesehen, doch da ich „vom Haken gelassen" war und es zwischen Saskia und mir sogleich mächtig gefunkt hatte, ließ ich mich (wie seinerzeit Karola mit mir) auf einen Seitensprung ein (s. Flirt oder Liebe?). Ich war da ganz bei Nile Rodgers,[3] der gesagt hatte: „Wenn sich dir eine Lady anbietet, darfst

---

3 Nile Rodgers (*1952): US-amerikanischer Popmusiker und Komponist.

du nicht unhöflich sein und sie zurückweisen.“ Dumm war nur, dass Rosanna irgendwie von der Sache Wind bekommen hatte. Prompt ertappte sie uns, gewissermaßen in flagranti (s. Mit Haut und Haaren). Zuhause stellte sie mich natürlich sofort zur Rede. Ob ich mit „ihr“ geschlafen habe, wollte sie wissen. *Mein aufrichtiges „Ja“ brachte sie einen kurzen Moment aus der Fassung*. Wahrscheinlich hatte sie sich bereits ausgemalt, wie sie mich, den hartnäckig leugnenden Sünder, in die Enge treiben und der Lüge und der Untreue bezichtigen würde. Diesen Zahn hatte ich ihr mit meinem freimütigen Geständnis ziehen können. Doch Rosannas Verblüffung währte nicht lange. Sie forderte eine Erklärung, weshalb ich sie betrogen habe. Doch „Gefühle kann und soll man nicht immer einfordern oder erklären, sie sind da, wenn ihre Zeit gekommen ist“ (Lahmann 2007, S. 31). Oder sie sind eben wieder weg.

Rosanna tobte, weinte, appellierte, drohte und bettelte, doch es half nichts: Der Bruch war vollzogen. Nach knapp zehn Jahren trennten wir uns. Der Weg in die neue Beziehung war frei.

Good Vibrations

Saskia war das, was man eine Zufallsbekanntschaft nennt. Es war alles andere als sicher gewesen, ob wir uns nach der Fachtagung in Verona (s. „In jedem Ende liegt ein neuer Anfang“) je wieder über den Weg laufen würden. Meine Überraschung war groß, als bereits wenige Tage später eine Postkarte von ihr in meinem Postfach lag. Sie schrieb, dass sie nochmals in derselben Trattoria gegessen habe, in der ich mich so nett mit ihr unterhalten hätte. Weit mehr erstaunte mich aber, dass sie mir auch ihre Telefonnummer mitteilte. Es war zwar „nur“ der dienstliche Telefonanschluss, aber bemerkenswert war es allemal. Logisch analysiert konnte das nur heißen: „Ich erwarte deinen Anruf.“

Eine Woche später – ich hatte mich noch nicht zu einem Anruf durchringen können – traf ein Brief ein. Damit hatte ich erst recht nicht gerechnet. Nach den üblichen Höflichkeitsfloskeln (Saskia erkundigte sich nach meinem Befinden und ob ich mit der Arbeit gut vorankam), stellte sie die Frage, die den eigentlichen Anlass zu ihrem Brief darstellte: Weshalb ich nicht anriefe. Im Anschluss daran wechselte sie überraschend ins Persönliche. Sie gestand mir, dass ihr unsere kurze gemeinsame Zeit sehr gefallen habe. Sie dächte oft daran zurück.

Nun war Interpretationskunst angesagt. Wenn ich ihn richtig deutete, sprach aus dem mit „allen lieben Wünschen“ versehenen Brief der vorsichtig geäußerte Wunsch, den geknüpften Kontakt aufrechtzuerhalten. Der Ball lag somit herausfordernd in meiner Spielfeldhälfte. Zu einem

Telefonanruf konnte ich mich indes immer noch nicht entschließen. Ich antwortete wie stets, wenn ich mich zum Sprechen zu unsicher fühl(t)e, schriftlich: Ihre freundlichen Zeilen hätten mich angenehm überrascht. Gewiss doch, ich würde mich auf einen Gedankenaustausch mit ihr freuen.

Die Formulierung hielt ich für verbindlich genug, um Saskias Erwartungen nicht zu enttäuschen.[4] Gleichzeitig ließ sie mir die Möglichkeit eines schnellen Rückzuges, falls ich die Lage falsch eingeschätzt haben sollte. Als ich den Antwortbrief in den Postkasten warf, ahnte ich nicht, dass ich einen Stein ins Rollen gebracht hatte, der einen Erdrutsch, ja ein Erdbeben auslösen würde.

Saskia war offensichtlich nicht länger gewillt, auf meinen Anruf zu warten. Sie rief selbst an. Was mir ihre wohlklingende Stimme durch den Fernsprecher mitteilte, wühlte mich regelrecht auf: Sie spüre seit unserem ersten Aufeinandertreffen ganz deutlich eine Saite zwischen ihr und mir schwingen. Diese musikalische Umschreibung ging mir, dem Gitarrenspieler, nicht mehr aus dem Kopf. Sie beschäftigte mich. Wie war sie zu verstehen? Wollte Saskia damit andeuten, dass es eine irgendwie geartete Harmonie zwischen uns gebe? Zufällig zählte zu jener Zeit Umberto Ecos damals neu erschienener Roman „Die Insel des vorigen Tages" zu meiner Lektüre. Darin heißt es: „Das geliebte Herz ist eine Laute, welche die Saiten einer anderen Laute mitklingen lässt." Ich war wie elektrisiert. Kannte Saskia diese Textstelle? Wenn das der Fall war, dann könnten ihre Worte so etwas wie eine Liebeserklärung sein!

Mir schwante, dass sich in Verona mehr angebahnt hatte als ein harmloser Kontakt zwischen Kollegin und Kollege. Hier schien mehr im Spiel zu sein als nur der Wunsch nach unverbindlichem Geplauder. Wie dem auch sei: Von nun an begann Saskia zu einer festen Größe zu werden, zuerst in meinen Gedanken, dann in meinem Herz, schließlich in meinem Leben.

Es verging keine Woche, in der wir nicht wenigstens einen Brief austauschten. Mit dem Stapel der Korrespondenz wuchs auch unsere gegenseitige Zuneigung. Saskia beschwor mich geradezu, den Kontakt nicht abreißen, die gemeinsame Saite noch ein wenig weiterschwingen zu lassen. Ich gewann mehr und mehr den Eindruck, dass dies der Versuch einer sehr einsamen Frau war, ihr Alleinsein zu beenden. Dazu passte, dass der Stil der Konversation von Mal zu Mal persönlicher, der Inhalt vertraulicher wurde. Mir verschlug es die Sprache, als ich erfuhr, dass Saskia nicht

4 „Flirten geschieht auch über Sprache, indem [...] durch die Nutzung eines bestimmten subtilen [...] Sprachstils Gefallen und Interesse am gegenüber ausgedrückt wird." (Lache 2011, S. 91)

fünf Jahre jünger, sondern fast ein halbes Jahr älter war als ich! Ich hätte ihr in Verona gar nicht das „Du“ anbieten dürfen.

Je näher Weihnachten rückte, desto mehr einfühlsame Warmherzigkeit sprach aus Saskias Briefen. Manchen hatte sie eine Fotografie, ein Kleeblatt, eine getrocknete Blüte oder sonst eine kleine persönliche Aufmerksamkeit beigefügt. Ihre intimen Geständnisse rührten mich in meinem Innersten an. Ich spürte, dass mit uns beiden etwas Bedeutendes in Gang gekommen war. Allmählich, aber unaufhaltsam, eroberte sich Saskia nicht nur einen Platz in meinen Gedanken, sondern auch in meinem Herzen. Was zuvor lediglich diskret angedeutet worden war, erhob Saskia am Silvestertag 1994 in den Rang der Gewissheit: „Viel lieber wäre ich bei dir. In Liebe, Saskia.“ Beigefügt hatte sie ihr fotografisches Portrait. Ein jugendlich wirkendes, sympathisches Frauengesicht, jedoch eingehüllt in eine eigenartige Aura aus Melancholie. Es war der gleiche schwermütige Zug, der mir seinerzeit bei unserem Abschied am Veroneser Busbahnhof so rätselhaft erschienen war. Nun war dieses Rätsel gelöst: Saskia war traurig gewesen, weil sie befürchtete, mich nicht mehr wiederzusehen. Doch nicht ich hatte die Lösung gefunden, es war Saskia selbst, die sie mir präsentiert hatte.

Auch im Neuen Jahr rissen ihre beschwörenden Appelle, die Saite nicht verstummen zu lassen, nicht ab. Sie versicherte, der Briefwechsel mit mir habe so etwas wie „eine Tür aufgestoßen“. Wenn ich jetzt bei ihr wäre, gestand sie mir mit anrührender Offenheit, würde sie mich dafür in die Arme nehmen. Damals, auf dem Busbahnhof, hatte ich meiner inneren Regung widerstanden, dasselbe mit ihr zu machen. So unangemessen wie ich geglaubt hatte, wäre es gar nicht gewesen. Wenn wir beide denselben Wunsch verspüren konnten, dann war vielleicht doch etwas dran an unserer gemeinsamen Saite.

Unsere Ausgangslagen konnten hingegen unterschiedlicher kaum sein: Saskia war offen und bereit für eine Beziehung, ich hingegen steckte noch in der alten Beziehung fest – und ich hatte offen gestanden noch keinen blassen Schimmer, wie man aus einer solchen Zwickmühle herauskommt. Jetzt benötigte ich wenigstens einen der „Fifty ways to leave your lover“.[5]

5 „50 Ways to Leave Your Lover“: Song des US-amerikanischen Singer-Songwriters Paul Simon (*1941).

Endlich frei!

Die Korrespondenz mit Saskia ließ in mir neue, andere, auch selbstzweiflerische Gedanken aufkommen. Sie führten mich schließlich zu der Erkenntnis, dass meine bisherige Beziehung mit Rosanna in einer Sackgasse ohne Wendemöglichkeit steckte. Fehler und Fehleinschätzungen waren mir unterlaufen, die nicht nur meiner Unerfahrenheit und mangelnder Menschenkenntnis geschuldet waren. *Auch mein starres Festhalten an Gewohnheiten und einmal getroffenen Entscheidungen hat zweifellos zu dem Bruch beigetragen. Korrekturen hätten Veränderungen bedeutet, doch Veränderungen sind für mich schwer auszuhalten.*[6] Schwer zu ertragen waren allerdings auch die Verhältnisse, unter denen ich mittlerweile mit Rosanna zusammenlebte. Ich hatte keine andere Wahl: Ich musste diesen Fehler schleunigst korrigieren und den Weg einschlagen, der sich mir in Gestalt von Saskia so unvermittelt aufgetan hatte: Ich würde eine Eva Pflug verlieren (s. ... dann hat es ZOOM gemacht!), aber eine Uschi Obermaier gewinnen.[7] Eine derartige Chance würde sich mir in meinem Leben wohl kein zweites Mal bieten.

Doch wie sollte ich es anstellen? Ich fand, der erste Schritt müsse sein, Saskia meine privaten Verhältnisse offenzulegen. Sie wusste noch nichts von meiner Beziehung mit Rosanna. Da sie keinen Ring an meiner Hand hatte entdecken können (Frauen sollen ja ein scharfes Auge für solche Details haben), ging sie möglicherweise von falschen Voraussetzungen aus. Die Karten mussten j e t z t auf den Tisch. Jedes Hinauszögern würde alles wieder in Frage stellen. Verständlich, dass mir die bevorstehende Beichte etliche schlaflose Nächte des Grübelns bereitete. Wie viel konnte, wie viel durfte, wie viel musste ich Saskia zumuten, ohne dass ihre Seele Schaden nimmt? Würde unsere gemeinsame, so wunderbar in Schwingung versetzte Saite dieser Belastung standhalten? Oder würde sie in einer hässlichen Dissonanz reißen?

Tatsächlich löste mein Geständnis eine mittlere Krise aus. Saskia, die sich durch die Bekanntschaft mit mir vertrauensvoll aus dem Schneckenhaus ihrer inneren Emigration hervorgewagt hatte, zog sich reflexartig wieder dorthin zurück. Wo meine Briefe eben noch „eine Tür aufgestoßen" hatten, fiel nun ein luft- und wasserdichtes Schott ins Schloss. Mein Eingeständnis musste ein Schock für Saskia gewesen sein. Und doch barg ihre Antwort kein böses Wort, keinen Vorwurf. Lediglich Ernüchterung

6 Menschen im Autismus-Spektrum zeigen zuweilen eine stark „ausgeprägte Angst vor Veränderungen bzw. ein ängstlich-zwanghaftes Bedürfnis, in ihrer Umgebung und Lebensweise nichts zu verändern" (Kamp-Becker & Bölte 2011, S. 15).

7 Uschi Obermaier (*1946): ehemaliges Fotomodell und während der 68er Bewegung zeitweiliges Mitglied der Kommune I.

und Traurigkeit über den schmerzlich empfundenen Verlust eines seelenverwandten, offensichtlich geliebten Menschen.

Ich war der Verzweiflung nahe, sah die sich gerade anbahnende harmonische Beziehung in die Brüche gehen, ehe sie noch richtig in Gang gekommen war. Wie sollte ich es anstellen, dass die Tür des Schneckenhauses nicht unwiderruflich verrammelt blieb? Ich ahnte, diese Tür aufzustemmen würde ein hartes Stück Arbeit werden. Es war zu befürchten, dass unsere „gemeinsame Saite" einer sehr harten Zerreißprobe ausgesetzt sein würde.

Saskias bevorstehender Geburtstag bot mir Gelegenheit, die Dinge mit einem offenen und ehrlichen Brief wieder ins Lot zu bringen. Im Grunde rechnete ich nicht hundertprozentig mit einer positiven Antwort, schlimmstenfalls mit der Bitte, jegliche Korrespondenz einzustellen. Umso mehr freute ich mich über die Nachricht, die Saskia mir an ihrem Ehrentag übermittelte. Sie bat um ein wenig Zeit, um ihre Gedanken und Gefühle zu ordnen. Das war mehr, als ich mir hatte erhoffen dürfen. Ihrem Brief beigefügt hatte sie eine Fotografie der „Cliffs of Moher".[8] Ein Hinweis auf die Klippen, die es zu umschiffen galt? Oder die Andeutung, dass ein Schiffbruch immer noch möglich war? *Mit der Dechiffrierung derart symbolträchtiger Bilder hatte ich so meine Schwierigkeiten ...*

Die Klippen, oder besser gesagt: Die Herausforderungen, die es zu bewältigen galt, waren in der Tat nicht von Pappe. Besonders der Zeitfaktor entpuppte sich als ernsthaftes Hindernis. Die Schwingung unserer gemeinsamen Saite wurde desto mehr gedämpft, je länger sich die Trennung von Rosanna in die Länge zog. Der Verkauf der Wohnung, die Auflösung des Haushaltes, die Suche nach zwei getrennten Unterkünften, das Aufdröseln des Rundumsorglospakets – das alles erforderte Zeit (s. „Das verflixte siebente Jahr"). Doch im darauffolgenden Jahr war alles in Sack und Tüten. Ich war frei.

Für Saskia und mich würde es ein kompletter Neuanfang werden. Alles kam auf den Prüfstand, sogar mein Arbeitsplatz. Da die Beziehungspflege über eine Entfernung von mehr als fünfhundert Kilometer eine logistische Herausforderung darstellte, gab ich meinen alten Job auf. Die Nähe zu Saskia war mir wichtiger als eine unbefristete Planstelle. Der Umzug an meine neue Arbeitsstätte verkürzte die Distanz zwischen uns um satte dreihundert Kilometer. Regelmäßigen Wochenendtreffen und gemeinsamen Ausfahrten mit dem Wagen oder mit dem Motorrad stand nun nichts mehr im Wege.

---

8 Cliffs of Moher: Steilküste an der Westküste Irlands.

Zuvor war allerdings noch etwas Wichtiges zu erledigen: Es musste unbedingt ein passendes Geburtstagsgeschenk für Saskia gefunden werden. Ich begann mir Gedanken zu machen, was ihr wohl die größte Freude machen könnte. Ein Blumenstrauß? Der war ohnehin Pflicht, auch wenn Schnittblumen lediglich dazu taugen, ihnen „beim Sterben zuzusehen" (Schmidt 2012, S. 95). Ich wollte etwas von Dauer, etwas Nachhaltiges, an dem wir uns beide längere Zeit würden erfreuen können. Doch was schenkt man einer Frau von siebenunddreißig Jahren? Ein Buch? Zu trivial. Eine CD? Auch nicht origineller. Eine Konzert- oder Theaterkarte? Hochrisikobehaftet, falls sich die Darbietung als ein Reinfall erweisen sollte.

Ich kramte in meiner Erinnerung. Hatte Saskia in einem ihrer Briefe nicht ihre Vorliebe für „Kleider aus fließenden, eleganten Stoffen" erwähnt? Früher wäre ihre Bemerkung an mir abgeperlt wie ein Regenschauer auf frisch poliertem Autolack. Nun erkannte ich darin den entscheidenden Hinweis für ein passendes Geburtstagspräsent. Man musste die Dinge eben nur richtig interpretieren.

Die Sache war abgemacht: Ich würde Saskia mit einem Kleid überraschen! Nicht irgendein billiger Fummel aus einem x-beliebigen Klamottenladen. Etwas Gediegenes sollte es sein. Da wollte ich mich nicht lumpen lassen. Allerdings: Damenoberbekleidung hatte ich noch nie verschenkt, geschweige denn gekauft. Ich hatte keinen blassen Schimmer, auf was ich mich da einließ. Aber der Reihe nach …

Von Körbchen und anderen Maßeinheiten

Auf Schleichfahrt durch die Stadt entdeckte ich aus den Augenwinkeln heraus in der Auslage einer Damenboutique eine Schaufensterpuppe, die ein schwarzes Schlauchkleid zur Schau stellte. Mein inneres Auge projizierte das Kleidungsstück augenblicklich auf Saskias Körper. Ich beglückwünschte mich. Ein passenderes Präsent hätte ich nicht finden können. Doch der Kauf des eleganten Teils sollte sich als weit schwieriger erweisen, als ich es mir vorgestellt hatte. Kaum hatte ich meinen Wunsch geäußert, begann die Verkäuferin Fragen zu stellen, mit denen ich nicht gerechnet hatte.

„Welche Körpermaße hat denn Ihre Frau?"

„183 Zentimeter."

Da hätte ich sie missverstanden, erwiderte die Dame und musterte mich über den Rand ihrer Brille hinweg, als sei mir beim Zuknöpfen meines Hemdes ein peinlicher Fehler unterlaufen. Nicht die Körpergröße allein sei ausschlaggebend, klärte sie mich auf. Es komme auch auf die anderen Maße meiner Frau Gemahlin an.

„Maße? Welche anderen Maße?“, fragte ich ein wenig begriffsstutzig. Die Schuh- und die Hutgröße konnten ja wohl kaum gemeint sein.

„Nun, Hüfte, Taille, Oberweite …“

Die Verkäuferin vertrat wohl den Standpunkt, ein verheirateter Mann (denn dafür hielt sie mich) müsse die Konfektionsgrößen seiner Angetrauten im Kopf haben wie den Geburts- und den Hochzeitstag. Zu diesem Zeitpunkt bereute ich bereits zutiefst, den Laden betreten zu haben. Meine Rückzugsabsicht muss mir ins Gesicht geschrieben gewesen sein. Um ihren potenziellen Kunden an der Flucht zu hindern, unternahm die offenbar gut geschulte Fachverkäuferin für Damenoberbekleidung einen weiteren Versuch, mir die für sie wichtigen Eckdaten zu entlocken. Zu diesem Zweck geleitete sie mich zu der Schaufensterpuppe, der das Objekt meiner Begierde auf den künstlichen Leib geschneidert war.

„Sehen Sie“, dozierte die Modefachfrau mit Engelsgeduld, „der Schnitt des Kleides ist der Statur locker angepasst und schmeichelt vorteilhaft einer schlanken Figur. Eine zu kleine Größe würde zu sehr einengen und die Körperformen bis ins Detail nachzeichnen (Pause mit forschendem Seitenblick auf mich) ... Ein zu großes Kleid hingegen würde formlos wirken. Beides ist unvorteilhaft für die Trägerin. Sie verstehen, was ich meine?“ (erneut ein forschender Seitenblick).

Da meiner Frau eine Anprobe offenbar nicht möglich sei, fuhr die Verkäuferin fort, würden ihr (also der Verkäuferin) die vier Hauptmaße die Auswahl der richtigen Passform sehr erleichtern.

Darin konnte ich der Expertin zwar folgen, doch mein Faktenwissen bezüglich Saskias Hauptmaße erwies sich als zu lückenhaft. Ehrlich gesagt, ich wusste gar nichts.

„Tut mir leid, ich kenne mich da überhaupt nicht aus“, musste ich zerknirscht eingestehen.

„Die Körbchengröße Ihrer Frau Gemahlin ist Ihnen dann wohl auch nicht bekannt.“ Es klang mehr nach einer Feststellung als nach einer Frage.

Körbchengröße! Wozu sollte das nun wieder gut sein? Saskia benutzt immer Einkaufstaschen. Der Verzweiflung nahe hatte ich nur mit den Schultern gezuckt. Doch die Verkäuferin gab sich noch nicht geschlagen. Sie bat mich, die Schaufensterpuppe genau anzusehen.

„Entspricht die Puppe in etwa der Figur Ihrer Frau Gemahlin?“

Ich musterte die Puppe von allen Seiten. Sie war schlank (wie alle Schaufensterpuppen, die der Idealnorm entsprechen) und mit der unaufdringlichen Oberweite aller ideal genormten Schaufensterpuppen ausgestattet.

„Es könnten ein paar Zentimeter in der Länge fehlen, aber oben herum und auch sonst …“, äußerte ich vorsichtig.

„Bei der Körpergröße von 183 Zentimetern müsste Ihrer Frau die Langgröße 88/92 passen“, fiel mir die Dame aufatmend ins Wort und strahlte mich an, als ob sie für mich soeben den Hauptgewinn aus der Lostrommel gezogen hätte. Sie nahm ein Kleid aus dem Regal, faltete es auseinander und hielt es sich an den Körper.

„Sie haben sehr gut gewählt“, lobte sie meinen Geschmack und strich mit der Hand den fließenden Stoff über ihrem Busen glatt. „Sollte es ihrer Frau wider Erwarten doch nicht passen, kann sie es selbstverständlich umtauschen.“

Das sollte wohl heißen: „Wenn sie mit der Wahl des Kleides vollständig danebenliegen, hätte ich Verständnis dafür, wenn es Ihre Frau zurückgeben möchte.“

Mit Schwitzflecken von der Achsel bis zur Hüfte, aber doch auch irgendwie glücklich wie ein Marathonläufer, der sich als Letzter über die Ziellinie quält, verließ ich den Modetempel.

Unser Wiedersehen in Saskias neu bezogener Wohnung hätte nicht harmonischer verlaufen können. Schließlich hatten wir nicht nur ihren Geburtstag und ihren Einzug in die neuen vier Wände, sondern auch meine wiedererlangte Freiheit zu feiern. Mein Geschenk war ein Volltreffer. Das Schlauchkleid – wie von ihr gewünscht aus „fließendem, elegantem Stoff“ – passte ihr wie angegossen. Da Saskia darunter „nichts“ trug, hatte nicht nur die Beschenkte, sondern auch ich meine Freude daran.

Drei Jahre waren wir nun schon ein Paar und die Saite, die uns verband, schwang wie am ersten Tag. Die Schwingungen waren sogar um ein paar Obertöne reicher geworden. Es wurde Zeit, unsere Beziehung offiziell zu besiegeln. Wir waren beide willens, den Schritt der Verlobung zu gehen. Natürlich musste der Ort sorgfältig ausgewählt werden. Mythisch aufgeladene Kraftorte wie Stonehenge[9] oder die Externsteine[10] wären nach meinem Dafürhalten geeignet gewesen. Doch da wir 1997 eine Reise durch die Normandie unternahmen, einigten wir uns auf den Mont St. Michel.

Als wir am 28. Mai 1995 zu der festungsartigen Benediktinerabtei auf der Bergspitze hinaufstiegen, führte ich ein ganz besonderes Gepäckstück im Rucksack mit. Im historischen Kräutergarten des Klosters, umgeben von gotischer Sakralarchitektur, holte ich die kleine Schachtel mit den

9 Stonehenge: Berühmtes Monument der Jungsteinzeit und der frühen Bronzezeit in England.

10 Externsteine: Markante Sandsteinformation und mythischer Ort im Teutoburger Wald.

Ringen hervor. Saskia kämpfte mit den Tränen, als ich ihr den Verlobungsring an den Finger steckte. Für eine Frau mit neununddreißig Jahren muss das ein sehr bewegender Augenblick von außerordentlicher Bedeutung sein.

Vater werden ist recht schwer …

Saskia und ich hatten Arbeit, ordentliche Gehälter und eine Menge Spaß miteinander. Und doch wusste ich durch die tieferen Einblicke, die sie mir in ihr Seelenleben gewährte, von der Furcht, die jede Frau empfindet, wenn das Ticken der biologischen Uhr lauter wird. Dass ich für Saskia als Vater eines Kindes in Frage kam, erfüllte mich mit Freude und Stolz. Dazu war Rosanna unter keinen Umständen bereit gewesen. Ihr Misstrauen hatte letztlich die große Krise ausgelöst und dazu geführt, dass ich mich Saskia zugewandt habe.

Der Genuss am Sex ist eine Sache. Doch für Saskia und mich wurde die praktische Ausübung unserer Sexualität mehr und mehr zur Notwendigkeit, um dem Ablaufen der biologischen Uhr zuvorzukommen. Der schnellen Erfüllung unseres gemeinsamen Kinderwunsches stand ohne Zweifel unsere fortgeschrittene Reife entgegen. Wir flogen fast im Sturzflug auf die Vierzig zu. Libido hin, Hormone her: In diesem Alter kann die Erfüllung des Kinderwunsches schon mal zu einem Lotteriespiel werden – und zu einer logistischen Herausforderung ersten Ranges. Die Tatsache, dass wir eine Wochenendbeziehung führten, war ein weiteres Hindernis auf dem Weg zu einer raschen Schwangerschaft. Wir standen zunehmend unter dem Diktat des Terminkalenders. Ihm verdankten wir aber auch so manches außerplanmäßige Rendezvous.

Ich fühlte mich nun doch etwas unter Druck gesetzt. Saskias Frauenärztin hatte, zumindest was die Zeugung betraf, eine denkbar schlechte Meinung vom Glücksspiel. Sie empfahl, alle an der Reproduktion maßgeblich beteiligten Organe einem gründlichen Check zu unterziehen. Ihre Empfehlung schloss ausdrücklich die meinen mit ein. Obwohl ich nicht besonders begeistert war, sah ich ein, dass ihr Einwand aus medizinischer Sicht berechtigt war. Auch in der Technik neigten alle Aggregate mit langen Laufzeiten zu Ausfallserscheinungen.

Mit gemischten Gefühlen fuhr ich am vereinbarten Tag zu meinem Termin. In dem leeren Wartezimmer wunderte ich mich, dass ich offensichtlich der einzige „Patient“ war. Insgeheim hoffte ich jedoch, dass es so bleiben möge, denn hier gesehen zu werden, war nicht gerade das, was auf der Prioritätenliste eines Mannes an erster Stelle steht. Als mich eine

Schwester in das Behandlungszimmer bat, beschlich mich ein Gefühl von Befangenheit. Ihr inquisitorischer Blick traf mich wie ein Peitschenhieb.

„Um festzustellen, ob eine Fruchtbarkeitsstörung vorliegt, erstellen wir zunächst ein Spermiogramm“, verkündete die Schwester und musterte mich wie einen Schuljungen, der wegen eines anzüglichen Streiches einen schweren Tadel erhalten soll. „Zusätzlich wird die Spermienmorphologie mikroskopisch auf Anomalien untersucht.“

Fruchtbarkeitsstörung! Anomalien! Eigentlich hatte ich bereits genug gehört, um mich als einen pathologischen Fall zu fühlen. Unbarmherzig fuhr die Schwester fort, die gesamte Bandbreite zeugungsrelevanter Defizite haarklein vor mir auszubreiten.

„Für eine Diagnose werden die Spermienkonzentration im Ejakulat und die Beweglichkeit der Spermien untersucht.“

Die Vorstellung, wie die junge Frau über ein Mikroskop gebeugt akribisch Jagd auf meine kraft- und ziellos dahintaumelnden Samenzellen macht, lastete bleischwer auf meinem Gemüt. Demutsvoll sank ich auf meinem Beichtstuhl zusammen wie ein alternder Luftballon.

Wahrscheinlich hielt die Schwester ohnehin alle Männer, die vor ihr Platz nehmen mussten, nicht nur für impotent, sondern auch für komplett inkompetent und hochgradig debil. Ich sehnte das Ende ihres Vortrages herbei.

„Haben Sie die für die Untersuchung nötigen sieben Tage sexuelle Abstinenz eingehalten?“, fragte sie lauernd und zog einen silbrig glänzenden Gegenstand aus der Brusttasche ihres blütenweißen Kasacks. Dem Anschein nach handelte es sich um ein chirurgisches Instrument, mit dem man Hoden punktiert und Kastrationen oder andere abscheuliche Eingriffe bei lebendigem Leibe vornimmt. Ich sah stumm auf die Tischplatte aus blitzsauberem Melamin und nickte trotzig. Meine Peinigerin machte mit dem vermeintlich chirurgischen Instrument einen Haken auf dem Patientenblatt. Ich atmete auf. Das Folterinstrument entpuppte sich als harmloser Kugelschreiber, bedruckt mit dem Logo eines pharmazeutischen Unternehmens, das mit dem massenhaften Verkauf erektionserhaltender Mittel die riesigen Gehälter seiner Vorstände finanziert.

„Das Sperma wird durch Onanieren in diesen sterilen Behälter gewonnen“, belehrte mich Schwester Gnadenlos und stellte schadenfroh einen kleinen, mit einem weißen Plastikdeckel verschlossenen Becher auf den Tisch. Auf dem Aufkleber prangte mein Name. Ich hätte vor Scham in den blitzblanken Instrumentenschrank kriechen mögen. Doch nun gab es kein Entrinnen mehr – und die Tortur war noch immer nicht zu Ende.

„Wollen Sie die Probe zuhause abgeben?“, erkundigte sich die Schwester süßlich. „Dann müssten Sie sie allerdings innerhalb von vierzig Minuten zu uns zurückbringen.“

„Nicht nötig“, kapitulierte ich und griff resignierend nach dem unschuldig im kalten Licht der Neonröhren glänzenden Behälter aus Plexiglas.

„Dann gehen Sie bitte in Zimmer sechs und schließen Sie die Tür ab. Wenn es Schwierigkeiten geben sollte, melden Sie sich bei mir. Klingeln genügt.“

Ich schlich aus der postmodernen Folterkammer wie ein geprügelter Hund. Hinter der Tür mit der Nummer sechs erwartete mich keine lauschige, zu entsprechenden Handlungen passende Muschebubu-Atmosphäre. Aus keinem versteckten Lautsprecher drangen die Seufzer Jane Birkins[11] an mein Ohr. Zudem war die Einrichtung des fensterlosen Raumes an Nüchternheit kaum zu überbieten. Keine Pin-up-Girls lächelten verführerisch von den Wänden. Das einzige Mobiliar bestand aus einer Behandlungsliege mit abwaschbarem Bezug und einem billigen Stuhl aus weißem Kunststoff. Beide verströmten den widerlichen Geruch von Desinfektionsmittel. Auf einer Art Nachttisch stapelten sich einschlägige Magazine neben einer Schachtel mit Papiertüchern. Seufzend warf ich zwei der von weiß Gott wie vielen Händen zerfledderten Hefte auf die mit einer frischen Papierbahn bedeckte Behandlungsliege. Ich rückte den Stuhl an die Liege und setzte mich. Trotz der zur Stimulation ausliegenden Fachliteratur wollte sich bei mir ausgerechnet diesmal keine Wirkung bemerkbar machen. Immer wieder wanderte mein Blick misstrauisch durch das kahle Zimmer. Wenn der Raum nun videoüberwacht wurde? Jetzt verstand ich, was die Schwester mit „Schwierigkeiten“ gemeint hatte. Das hätte noch gefehlt, dass ich jetzt den Klingelknopf drücke, um ihr kleinlaut mein klägliches Versagen einzugestehen! Nein, ich musste das Ganze einfach wie die Abgabe einer Blut- oder Urinprobe betrachten. Man verlangte von mir nichts weiter als eine simple Gewebeprobe, mit deren Hilfe die biologische Funktion eines Organs überprüft wird. Dazu müssen lediglich die entsprechenden Nerven gereizt, eine Drüse zur Sekretion angeregt und einige Muskeln kontrahiert werden. Weiter nichts. Dass der Vorgang mit lustvollen Empfindungen einhergeht, das ist eben eine angenehme Begleiterscheinung. Also fügte ich mich in das Unabwendbare.

Als der Drang unwiderstehlich wurde, die genetischen Kopien meiner selbst in die Freiheit zu entlassen, schnappte ich mir den Becher und

11 Jane Birkin (*1946): britische Schauspielerin und Sängerin. Ihr hocherotischer Song „Je t'aime … moi non plus“ erreichte 1969 Kultstatus.

schickte das zeugungslüsterne Sondereinsatzkommando mit einem Stoßgebet an alle für die Fruchtbarkeit zuständigen Götter und Heiligen auf ihre ungewisse Mission.

Mit der Ausbeute an „maskuliner Essenz“ (Eco 1995, S. 43) konnte das Labor mehr als zufrieden sein. Wenigstens bei der Quantität wollte ich einen Punkt für mich verbuchen können. Mit demonstrativer Lässigkeit stellte ich den kleinen Becher auf den Tisch, auf dem die Schwester mikroskopische Fotografien von Samenzellen sortierte.

„Erledigt“, bemerkte ich überflüssigerweise.

Ohne sichtbare Regung nahm die Schwester das Gefäß entgegen. Routiniert und sachlich pappte sie ein Etikett mit Datum und Zeitpunkt der Abgabe auf den Becher, als handele es sich um eine ordinäre Stuhlprobe.

„Die Auswertung wird zwei bis drei Tage in Anspruch nehmen“, informierte sie mich mit unpersönlicher Stimme. „Sprechen sie nächste Woche nochmals vor. Die Frau Doktor wird ihnen dann das Ergebnis mitteilen.“

Noch eine Frau! Gab es denn an dieser Einrichtung der Schande und der Erniedrigung keinen einzigen Mann? Es gab einen. Er saß im Wartezimmer und wusste vor Verlegenheit nicht, wohin er blicken sollte. Ich machte, dass ich wegkam.

Als ich die Praxis einige Tage später erneut betrat, konnte ich ein mulmiges Gefühl nicht unterdrücken. Wieder saß ich allein im Wartebereich.

„Die Frau Doktor erwartet sie jetzt in Zimmer vier“, verkündete die Schwester freundlich lächelnd. Ich war überrascht, wie liebenswürdig sie heute war. War das tatsächlich noch dieser herzlose Drachen, der bei meinem ersten Termin Gift und Galle gespuckt hatte? Ich musste vor Scham und vor Verlegenheit ein Gespenst, eine grauenvolle Phantasmagorie[12] vor Augen gehabt haben. Wahrscheinlich hatten mir einfach nur meine überreizten Nerven einen üblen Streich gespielt.

Frau Doktor entpuppte sich als eine sportlich-schlanke Frau Anfang fünfzig, sonnengebräunt und mit modischer Kurzhaarfrisur. Gespannt nahm ich in dem mit weißem Leder bezogenen Freischwinger der oberen Preisklasse Platz.

„Wir haben Ihre Spermien auf verschiedene Parameter hin untersucht“, eröffnete sie das Gespräch. Ich neigte in vorauseilender Demut den Kopf für den Fall, dass sie beabsichtigte, mich mit der grausamen Wahrheit zu konfrontieren.

12 Phantasmagorie: Wahrnehmungstäuschung, Trugbild.

Frau Doktor vertiefte sich eingehend in einige Diagramme, Tabellen und Fotos, die auf ihrem Schreibtisch ausgebreitet lagen. Ich verkrampfte zusehends auf meinem edlen Designergestühl.

„Da hätten wir zunächst die Asthenozoospermie. Darunter versteht man eine verminderte Motilität der Samenzellen. Bei weniger als dreißig Prozent morphologisch normaler Spermien sprechen wir von Teratospermie. Bei weniger als zwanzig Millionen Spermien pro Milliliter Ejakulat liegt eine Oligospermie vor. In extremen Fällen, wenn überhaupt keine Spermien nachgewiesen werden können, lautet die Diagnose auf Azoospermie."

Mein Herz plumpste angesichts dieser Katastrophenszenarien auf Sitzflächenniveau. Als Frau Doktor meinen bekümmerten Blick bemerkte, nahm sie die schmale Lesebrille von der Nase und faltete sie sorgfältig zusammen.

„Sie liegen mit nahezu allen Parametern im Normbereich Ihrer Altersgruppe", sprach sie endlich den erlösenden Satz aus. „Bei der abgegebenen Probenmenge liegen Sie sogar darüber. Sie haben doch nicht etwa geschummelt …?"

Sie drohte mir schalkhaft mit dem Zeigefinger.

„Nein, Ehrenwort!", platzte ich heraus. Obwohl ich nie an einem positiven Testergebnis gezweifelt hatte, musste die Fruchtbarkeitsspezialistin mir die Erleichterung an der Nasenspitze angesehen haben. Sie faltete die Hände und sah mich gütig an.

„Das mit dem Schummeln war nicht ernst gemeint", stellte sie klar und schloss die Patientenmappe.

„Wie dem auch sei: Aus meiner Sicht legt das Ergebnis keine weiteren diagnostisch-therapeutischen Schritte nahe. Ich gratuliere!"

Damit war meine Zeugungsfähigkeit aktenkundig. Fehlten nur noch eine willige Eizelle und ein gebärfreudiges Becken.

Beschwingt verließ ich das Arztzimmer. Bevor ich ging, schmetterte ich ein herzliches „Tschüss!" durch die Tür des Labors. Dort bereitete die Schwester gerade ein männliches Häufchen Elend auf das drohende Zerplatzen der Illusion von der eigenen Manneskraft vor. Sie winkte mir komplizenhaft zu.

„Ja, ich will!"

Die biologische Uhr zeigte sich von unserer zweifelsfrei diagnostizierten Fertilität unbeeindruckt. Im Gegenteil, sie schien nun nicht nur lauter, sondern auch schneller zu ticken. Die subjektiv wahrgenommene Dilatation[13] der Zeit hatte zur Folge, dass nicht mehr der Gregorianische Kalender unseren Lebensrhythmus bestimmte, sondern der weibliche Zyklus: Wenn Saskias Ei sprang, hatte ich zur Stelle zu sein. Doch Sex kann erheblich an Spaß einbüßen, wenn er dem Erreichen eines Planziels dient. Saskia waren die gemeinsamen Höhepunkte nicht mehr so wichtig. Es kam nur noch darauf an, dass ich meine vorehelichen Pflichten erfolgreich erfüllte. Der Empfängnis hatte sich alles andere unterzuordnen. Auf Müdigkeit oder Unlust nach langen Auto- oder Bahnfahrten konnte keine Rücksicht mehr genommen werden.

Doch die Erfüllung des Plans ließ auf sich warten. Nervosität schlich sich ein. Torschlusspanik machte sich breit. Ein Fortpflanzungsmediziner, den Saskia am Rande der Verzweiflung aufsuchte, holte sie mittels eines Ultraschallfotos auf den Boden der Tatsachen zurück. Sie brauchte seine Dienste nicht in Anspruch zu nehmen. Zu der Zeit des alten, heidnischen Frühlingsfestes hatte eines der ausschwärmenden Spermien ein Osterei aufgestöbert. Ostara[14] sei gepriesen! Wir waren schwanger.

Nach dieser denkwürdigen Offenbarung gab es natürlich kein Halten mehr: Wir wollten unsere schon über einige Jahre gefestigte Beziehung unbedingt noch vor der Geburt unseres Kindes legalisieren. Da unsere Verlobung auf dem Gipfel des Mont St. Michel, umspült von den Wellen des Atlantik, vollzogen worden war, sollte auch unsere Trauung an einem herausragenden, am Meer gelegenen Ort erfolgen. Auf eine Trauung vor dem Altar verzichteten wir. Das schränkte die Auswahl in gewisser Weise ein. Doch manche Standesämter waren mittlerweile nicht mehr nur in drögen Amtsstuben untergebracht. Viele boten heiratswilligen Paaren ihre Dienste an ausgefallenen Örtlichkeiten an, von denen sich einige mit der noblen klerikalen Konkurrenz durchaus messen konnten. Da die Küstenregionen zu unseren favorisierten Urlaubsorten zählen, war die Wahl schnell und einvernehmlich getroffen: Unter dem Dach eines Leuchtturms wollten wir uns das Ja-Wort geben. Gesagt, getan: Das Aufgebot wurde bestellt.

Nun, da das Datum des großen Tages, der 12. Mai 1999, dick im Kalender angestrichen war, galt es schleunigst, alles Notwendige zu seinem Gelingen in die Wege zu leiten. Da war zuallererst die Frage der Garderobe zu klären. Für mich war ein angemessenes Jackett rasch gefunden. Saskia entschied sich für ein knöchellanges, aus einer spiraligen Stoffbahn geschneidertes Kleid in erdigen Tönen. Da ihr Babybauch noch im

---

13 Zeitdilatation („Zeitdehnung"): Effekt, der durch Einsteins Relativitätstheorie beschrieben wird (bewegte Uhren gehen langsamer).

14 Ostara: Der von Jacob Grimm (1785-1863) hergeleitete Name für eine vermutete germanische Frühlingsgöttin.

Entstehen begriffen war, machte sie darin eine sehr gute Figur. Ein kecker Strohhut, den Saskia mit Grazie zu tragen wusste, vervollständigte das Ensemble. In der Zwischenzeit hatte ein Goldschmied unsere Ringe angefertigt. Ein Besuch in der Waschanlage verhalf unserer jüngst angeschafften Familienkutsche zu feierlichem Glanz. Mit den handgeschmiedeten Ringen in der Tasche und einem magnetisch auf der Motorhaube befestigten Bouquet rollten wir langsam, von neugierigen Blicken eskortiert, direkt bis vor den alten, vom Baumeister Schinkel[15] errichteten Leuchtturm am Kap Arkona.

Ein wenig verlegen und aufgeregt zugleich nahmen wir vor dem großen Schreibtisch in der historischen Amtsstube Platz, in der viele Jahrzehnte die Leuchtturmwärter ihre überlebenswichtige Aufgabe erfüllt hatten. Die erfahrene Standesbeamtin sedierte die nervösen Heiratswilligen mit einer Runde „Küstennebel",[16] ehe sie zur Tat schritt. Unter den Klängen von Giovanni Gabrielis[17] barocken Kompositionen für Blechbläser wurden wir von ihr in den Hafen der Ehe gelotst. Die Zeremonie erreichte mit der zustimmenden Antwort auf die amtliche Suggestivfrage ihren Höhepunkt: „Ja, ich will!" Anschließend wurden die Ringe getauscht. Zum Schluss der Zeremonie durften wir uns sogar küssen.

Mit 41 Jahren hatten wir den Bund für's Leben geschlossen. Vielleicht ein bisschen spät, aber es fühlte sich für uns gut und richtig an. Neun Monate später sollten wir mit der Geburt unseres Kindes belohnt werden (s. Kap. 3: Vaterschaft).

Turbulenzen

Fünf Jahre nach der Geburt unseres Kindes begann unsere junge Familie unter dem Druck äußerer Einflüsse in eine sehr missliche Lage zu geraten. Die Ursache für dieses Malheur lag bereits neun Jahre zurück, entfaltete aber erst jetzt ihre volle Wirkung. 1996 hatte ich meine sichere Planstelle aus persönlichen Gründen per Auflösungsvertrag aufgegeben. Die geografische Distanz zwischen Saskia und mir zu verringern war mir wichtiger als ein gesicherter Arbeitsplatz. Dieser Schritt erwies sich als äußerst kurzsichtig und unüberlegt, denn im Anschluss an die unbefristete Stelle geriet ich in Arbeitsverhältnisse, denen ich auf Dauer nicht gewachsen war. Bisher hatte ich das Glück gehabt, unter recht wohlwollenden Vor-

---

15 Karl Friedrich Schinkel (1781-1841): Preußischer Architekt, Stadtplaner und Maler.
16 Küstennebel: Norddeutscher Likör mit Sternanisaroma.
17 Giovanni Gabrieli (1553-1612): Venezianischer Komponist.

gesetzten arbeiten zu dürfen. In den nachfolgenden drei Arbeitsverhältnissen bekam ich es mit Bossen der Kategorie „nicht ganz einfach bis schwierig" zu tun – und zog prompt den Kürzeren.

In diesem turbulenten Lebensabschnitt wechselten sich Phasen der Vollerwerbsbeschäftigung und der Selbstständigkeit mit Phasen der Arbeitslosigkeit, der depressiven Episoden, der ungewollten Rehabilitationsmaßnahmen und erneuter kurzfristiger Erwerbstätigkeit einander ab. Doch das ist eine Geschichte, die besser an anderer Stelle erzählt wird (Kohl, Seng, Gatti 2017, S.302).

Während dieser für die Familie sehr belastenden Zeit kam zum ersten Mal ein Begriff ins Spiel, der die Wechselfälle meines Lebens in einem völlig neuen Licht erscheinen ließ. Saskia, die nach ihrem Arbeitstag im Internet noch stundenlang nach Lösungen für unsere existenziellen Probleme suchte, weckte mich eines Nachts und drängte mich, unbedingt etwas sehr Interessantes zu lesen. Meine Begeisterung hielt sich in Grenzen. Doch bereits nach den ersten Zeilen war meine Müdigkeit verflogen. Mit wachsender Spannung las ich mich in einem hochinteressanten Artikel eines gewissen Tony Attwood[18] fest. Ein einziges Wort warf ein grelles Schlaglicht auf mein bisheriges Leben: Autismus. Ein Wort wie ein Seziermesser. Es sollte den Schleier zerschneiden und den Kern meines Wesens freilegen, der so lange darunter verborgen gewesen war.

Es ist das Verdienst Saskias, dass die Diagnose 2010 gestellt werden konnte. Ihr waren meine merkwürdigen Verhaltensmuster aufgefallen, sie hatte die Zusammenhänge erkannt. Erst jetzt, nach 52 Jahren der quälenden Unwissenheit, konnte der geheimnisvolle Schleier endlich gelüftet werden, der meine Persönlichkeit bisher unsichtbar aber eben auch undurchdringlich umschlossen hatte. Für viele scheinbar rätselhafte Ereignisse und Vorfälle in meinem Leben war nachträglich eine Erklärung gefunden worden: Für meine vermeintliche Selbstbezogenheit, durch die ich mir nicht selten den Vorwurf des Egoismus eingehandelt hatte. Für meine auf äußerster Sparflamme gehaltene Kontaktpflege zu Freunden, Verwandten und Bekannten. Für meine verbale Ladehemmung in Gesprächen und bei zwanglosem Geplauder. Für meine Vermeidungsstrategien bei strapaziösen Menschenansammlungen, Partys und Diskotheken. Für mein spärliches Aussenden von Erlaubersignalen, die andere Menschen hätten ermuntern können, mich anzusprechen.

---

18 Toni Attwood: Britischer, auf das Asperger-„Syndrom" spezialisierter Psychologe und Buchautor.

Die Entdeckung meines Asperger-Autismus hatte mir die Augen geöffnet und mir die klare, wenn auch sehr späte Selbsterkenntnis ermöglicht: tat tvam asi![19]

Leider hatte sich aber auch die vom Medizinischen Dienst der Krankenversicherung attestierte „erhebliche Gefährdung der Erwerbstätigkeit" bewahrheitet. Das Leben mit Asperger schien eben auch weniger erfreuliche, um nicht zu sagen frustrierende Erfahrungen bereit zu halten. Es entband jedoch mitnichten von der Notwendigkeit, im Interesse der Familie für die Sicherung eines geregelten Einkommens zu sorgen. Die Erfolgsaussichten erwiesen sich jedoch als sehr überschaubar. Zwei Mitarbeiterinnen der örtlichen Autismusambulanz, die um die „bedrückenden Sorgen" bei der Suche nach einem „passgenauen Arbeitsplatz" wussten, führten mit Saskia und mir ausführliche Beratungsgespräche über die Möglichkeiten der Entlastung und der Unterstützung. Allerdings wäre es die Übertreibung des Jahrhunderts, die zur Auswahl stehenden Möglichkeiten als vielfältig zu bezeichnen. Eine besteht darin, im Rahmen des sozialen Nachteilsausgleichs einen Schwerbehindertenausweis zu beantragen. Ich hab's getan. Das Dokument segnet mich rückwirkend bis 1997 mit einem „Grad der Behinderung von 50". Sein praktischer Nutzen besteht darin, dass ich an Theater-, Museums- und Kinokassen für die Eintrittskarten nicht den vollen Preis löhnen muss.

Die andere Möglichkeit besteht darin, alle Hoffnungen auf den im Jahr 2011 von der Bundesregierung vorgestellten „Nationalen Aktionsplan zur Umsetzung der UN-Behindertenrechtskonvention" zu setzen. Die zuständige Bundesministerin Dr. Ursula von der Leyen (CDU) hatte versprochen, mit dem mit 100 Millionen Euro ausgestatteten Programm „Initiative Inklusion" für mehr Beschäftigung von Menschen mit Behinderung zu sorgen.

Saskia förderte und unterstützte meine Ambitionen, wieder in ein sozialversicherungspflichtiges Angestelltenverhältnis zu gelangen, nach Kräften. Nicht selten wurde sie selbst aktiv, um mir zu einem Job zu verhelfen. Doch es war ein schier aussichtsloses Unterfangen. Nicht das, was ich zu bieten hatte, gab den Ausschlag, sondern meine Defizite und Schwachpunkte. Und derer gab es mehr als genug: Ich war zu alt (mein Geburtsdatum genügte meist, um die Sache zu entscheiden). Ich hatte nicht genug wissenschaftliche Publikationen vorzuweisen (wie auch, wenn man in seinem Beruf jahrelang nicht mehr arbeiten kann oder darf).

---

19 Tat tvam asi (Sanskrit): „Das bist du." Eine der großen Verkündigungen im vedantischen Hinduismus. Der Spruch bedeutet, dass das *Selbst* identisch ist mit der absoluten *Realität*. Das Wissen, dass dies so ist, bewirkt die Erfahrung von *Befreiung*. In der Philosophie Schopenhauers nimmt dieser Satz eine besondere Stellung ein.

Ich war in meinem Beruf zu lange nicht mehr tätig gewesen (dito). Ich bewarb mich aus der Arbeitslosigkeit heraus (das ist ohnehin immer suspekt). Mit anderen Worten: Der deutsche Arbeitsmarkt entpuppte sich als uneinnehmbare Festung.

Verschärft wurde die Lage durch Mobbingattacken, denen ich während kurzzeitiger Arbeitsverhältnisse ausgesetzt war. Bis zu diesem Zeitpunkt hätte ich nicht im Traum daran gedacht, jemals ein Mobbingopfer zu werden. Nun hatte ich gleich zweimal erfahren müssen, was es bedeutet, gemobbt zu werden: „Mobbing ist das, was passiert, wenn schwache Menschen ihr Ego aufblasen müssen, indem sie [...] erniedrigen. Und als [...] jemand, der einfach nur anders ist, wird man schnell zur Zielscheibe." (Dickinson 2018, S. 31)

Mit jedem Jahr erhöhte sich der Druck auf Saskia, die Einkommensverluste durch Mehrarbeit auszugleichen.

Sie hatte mittlerweile eine Arbeitsbelastung von bedenklichem Ausmaß zu bewältigen. Die prekäre Lage der Familie, die ständige Sorge um mich sowie ihre Aufgaben als Mutter griffen leider auch ihre Gesundheit an. Saskia wurde durch die Dreifachbelastung Selbstständigkeit-Mutter-Ehefrau (eines Asperger-Autisten) wie zwischen drei Mühlsteinen langsam aber sicher aufgerieben. Seit Jahren stemmte sie gemeinsam mit mir den Schild in die Höhe, der unsere kleine Familie vor dem drohenden Damoklesschwert der Bedürftigkeit schützen soll. Es grenzt an ein Wunder, dass unsere Beziehung all diesen Belastungen und Bewährungsproben bis heute standgehalten hat. Wie in Hans Falladas[20] Roman „Kleiner Mann was nun?" war der Zusammenhalt zwischen Saskia und mir unter den widrigen Umständen eher stärker geworden. Wie andere Frauen autistischer Partner hatte sie den Mann „hinter der Mauer" erst entdecken und lernen müssen, mit der Situation adäquat umzugehen (vgl. Daniels 2015). Nicht alle Frauen von Asperger-Autisten vermögen über einen so langen Zeitraum den Mut und die hierfür nötige Kraft aufzubringen. Saskia tat es. Selbst in schwierigsten Zeiten war und ist sie mir eine liebe und treue Weggefährtin.

---

20 Hans Fallada (1893-1947): Deutscher Schriftsteller der Neuen Sachlichkeit.

Kapitel 3: Vaterschaftsprobleme oder: Vater schafft Probleme?

Erste Begegnung im „Kreischsaal“

Meine Vaterschaft bahnte sich am späten Abend des 19. Januar 2000 an. Saskia und ich waren schon zu Bett gegangen, als ernstlich Bewegung in die Sache kam.

„Wir sollten besser fahren“, riss Saskia mich aus meinem unruhigen Halbschlaf.

Sofort war ich hellwach. Hektisch angelte ich nach meinen Klamotten. Wie ein Feuerwehrmann beim Läuten der Alarmglocken schlüpfte ich gleichzeitig in Hemd, Jacke, Hose und Schuhe. Ich schnappte die seit Tagen bereitstehende Tasche und half Saskia die Treppe hinunter. Ein kalter Regen rieselte vom bewölkten Nachthimmel. Es war eine jener Nächte, in der man den sprichwörtlichen Hund nicht vor die Tür jagen würde.

Nachdem ich Saskia und ihren Bauch auf den Beifahrersitz sortiert und den Sicherheitsgurt pedantisch überprüft hatte, startete ich das Gefährt und zwang die altersschwache Heizung, ihr Letztes zu geben. Ängstlich jedes Schlagloch umkurvend steuerte ich den Wagen über die kaum befahrenen Straßen zum Städtischen Krankenhaus, wo wir sofort freundliche Aufnahme fanden.

Nach der vorsorglichen Erstuntersuchung wurde zunächst Entwarnung gegeben. Der kleine Racker gönnte sich vor seinem großen Auftritt anscheinend noch einmal eine Bedenkzeit. So konnten sich auch seine designierten Eltern wieder halbwegs zur Ruhe begeben. Für uns beide waren im Kreißsaal Schlafgelegenheiten vorbereitet worden. Zur Ruhe kommen konnten wir indes nicht mehr. Wir begnügten uns damit, den kleinen Mann durch das Abspielen der mitgebrachten CD aus seinem Bau zu locken. Von Luca Gentas[1] Sphärenklängen „Navigando“ eingelullt gelang es zumindest mir, eine Zeit lang einzunicken.

Die trügerische Ruhe in diesem von Leuchtskalen und Displays diffus erhellten und vom Ticken, Surren und Summen zahlreicher medizinischer Apparate erfüllten Raum währte jedoch nicht lange. Zu einer Uhrzeit, da selbst der früheste Morgen noch nicht als solcher angesprochen werden kann, wurde Saskia unruhig und klingelte nach der Nachtschwester. Sofort füllte sich der Raum mit professioneller Betriebsamkeit. Nachdem man ihre relevanten Körperfunktionen überprüft hatte, wurde sie auf das baldige Einsetzen der Wehen vorbereitet. Von den Schwestern nach und

1 Luca Genta: Zeitgenössischer italienischer Multi-Instrumentalist und Musiker.

nach an die Peripherie des Geschehens gelächelt, hoffte ich inbrünstig, dass die Wehen ihrem Namen möglichst wenig Ehre machen und meine arme Frau weitestgehend von Schmerzen verschonen würden. Mit Schaudern erinnerte ich mich daran, dass das Wörterbuch das Verbum „kreißen" mit der neueren Form „kreischen" gleichsetzt. Doch die Schmerzensschreie, die mir sicherlich sehr zugesetzt hätten, blieben zum Glück aus. Aus blieben jedoch auch die Wehen und andere eindeutige Anzeichen einer unaufhaltsam einsetzenden Geburt. Stattdessen vermeinte nun ich, Kontraktionen im Unterleib zu spüren …

Die ständig steigende Zahl an Schwestern, Oberschwestern, Hebammen und Ärzten, die den „Kreischsaal" bevölkerten, nährten meinen Verdacht, dass wohl doch nicht alles so reibungslos vonstatten ging, wie es das Handbuch für Geburtshilfe vorsieht. Ständig wurde von den Schwestern der Blutdruck gemessen und andere Parameter kontrolliert. Die Hebamme gab Saskia Ratschläge für eine entspannende Atemtechnik. Ein Arzt führte eine Sonografie nach der anderen durch. Dabei starrte er auf den Bildschirm, als ob ihm dort im nächsten Augenblick die Lösung des Problems angezeigt werden würde. Da ihm das Gerät den Gefallen aber nicht tun wollte und ihm auch sonst von nirgendwoher eine Erleuchtung kam, verlangte er nach der Expertise des Oberarztes. Dieser leuchtete zunächst mit einer Lampe in den von einer sehr unschön anzusehenden Vorrichtung offen gehaltenen Geburtskanal. Dann machte er sich mit einer Art Sonde darin zu schaffen.

Auf mich, der von den zahlreichen Akteuren völlig unbeachtet am Rande des Geschehens auf einem Hocker kauerte, machte das Treiben mittlerweile eher den Eindruck einer medizinischen Notversorgung auf der Intensivstation, zumal das Messen, Kontrollieren und Zureden von allen anderen Beteiligten unvermindert fortgeführt wurde. Nach dem, was ich dem spärlichen Dialog der Ärzte entnehmen konnte, hatte sich folgendes zugetragen: Statt sich, wie es sich gehört hätte, auf den längst überfälligen Ausstieg vorzubereiten, hatte der kleine Racker lieber mit der Nabelschnur gespielt. Mit ihr konnte man ja so herrlich verrückte Sachen anstellen! Beispielsweise konnte man sie sich um den Hals schlingen. Dass bei diesem Manöver die lebensnotwendige Sauerstoffversorgung abgeklemmt werden könnte, darüber muss man sich im Alter von neun Monaten vor der Geburt ja schließlich noch keine ernsthaften Gedanken machen. Jedenfalls bekam der kleine Racker die gefährlichen Folgen seines Tuns postwendend zu spüren. Der Kanalarbeiter in der weißen Arbeitskluft versuchte mit seiner Sonde, ihm etwas Blut aus einer Kopfarterie abzuzapfen, um dessen Sauerstoffkonzentration zu ermitteln. Der so unsanft gepiesackte stellte daraufhin nicht nur alle Bemühungen, das Licht der Welt zu erblicken ein, nein, er zog sich sogar noch weiter in seinen Schmollwinkel zurück.

Um die Möglichkeit geprellt, seine Fachkompetenz unter Beweis zu stellen, brach der oberärztliche Kanalarbeiter sein Vorhaben frustriert ab. Wahrscheinlich, um an dem kleinen, widersetzlichen Racker ein Exempflum zu statuieren, ordnete er unverzüglich eine eilige *Sectio*[2] an. Auf diese Entscheidung schien das ganze Personal nur gewartet zu haben. Nach einer Sekunde war die unablässig messende, kontrollierende und zuredende Schar der weiß und grün Bekittelten mitsamt dem Objekt ihrer Fürsorge verschwunden. Der verdutzte Vater *in spe* fand sich in dem nunmehr entvölkerten und nahezu lautlosen „Kreischsaal" mit seinen Sorgen und Fragen allein gelassen.

Von allen guten Geistern verlassen hockte ich auf meinem Schemel und ließ meine Blicke ratlos über die nun verwaiste Einrichtung schweifen. Ein paar Minuten vergingen, ehe eine Schwester hereinsah und das zurückgelassene Häufchen Elend entdeckte. Fürsorglich (oder vorsorglich?) komplimentierte sie mich in einen kleinen, fensterlosen Warteraum, in eine Art Abstellkammer für nutzlos im Wege stehende Kindeserzeuger, wo ich den weiteren Gang der Dinge abwarten sollte. Ich nahm in einer Art Fernsehsessel Platz und streckte die Beine aus. Aufmerksam horchte ich auf eventuelle Stimmen oder Schreie. Aus dem Flur drang jedoch kein Sterbenswörtchen an mein lauschendes Ohr. Nur hin und wieder vernahm ich die leisen Abrollgeräusche gummibesohlter Gesundheitsschuhe, die jedoch an meiner Kemenate achtlos vorübereilten. Ergeben saß ich in dem bequemen Sessel und wartete, dass sich irgendetwas ereignen würde. Obwohl mich der fluchtartige Umzug in den Operationssaal ein wenig beunruhigt hatte, mochte ich mir über den Kaiserschnitt lieber keine Gedanken machen. Immerhin waren das doch geschulte Profis, die mit einer solchen Situation klarkommen würden. Nein, für Saskia und das Kind bestand sicher keine Gefahr.

Ich wusste nicht, wie viel ereignislose Zeit verstrichen war, als ich durch die halb geöffnete Tür Geräusche vernahm. Eine Männerstimme hallte durch den Flur, doch aus den unverständlichen Wortfetzen wurde ich nicht schlau. Gleich darauf ertönte in einiger Entfernung das Greinen eines Kindes, nein, eher das Krähen eines Säuglings. War die Geburt jetzt endlich vorüber? War das Kind endlich da? Aber es konnte ja auch ein fremdes Kind sein, das sich da Gehör verschaffte. Es gab in dieser Klinik sicher nicht nur den einen „Kreischsaal", und entbunden wurde bestimmt rund um die Uhr. Aufzustehen und nachzusehen wagte ich nicht. Die

---

2 Sectio caesarea: „Kaiserschnitt", Schnittentbindung.

Schwester hatte schließlich gesagt, ich solle hier warten. Das Säuglingsgeschrei konnte also nichts mit mir zu tun haben. Ergeben wartete ich weiter.

Endlich erinnerte sich die Schwester an jenen Menschen, der schon so lange und so geduldig in der Abstellkammer für Väter ausharrte, und nahte eilenden Schrittes herbei.

„Wollen Sie denn gar nicht Ihren Sohn sehen?“, rief sie verwundert in mein Kabuff. Da die Schwester meine Rechtfertigung für mein stoisches Verbleiben im Warteraum nicht interessierte und sie bereits davoneilte, stemmte ich mich aus dem Sessel und folgte ihr nach nebenan in den Kreischsaal, wo die Entbindung eigentlich hätte stattfinden sollen.

Ein Mann im weißen Arztkittel stand an der Stirnseite des Raumes mit dem Rücken zu mir und hantierte offensichtlich mit etwas, was sich vor ihm auf einem Tisch befand. Da sich die Schwester neben den Arzt gestellt hatte und mich auffordernd anlächelte, trat ich hinter den Mann und blickte ihm über die Schulter. Die großen, in grünen OP-Handschuhen steckenden Hände des Mediziners drehten und wendeten ein kleines menschliches Wesen, das vor ihm auf einer gepolsterten Unterlage zappelte. Die Glückwünsche der Schwester drangen kaum in mein Bewusstsein, so gebannt betrachtete ich das kleine Menschlein, das da so nackt, verschrumpelt und zerbrechlich, mit leiser Stimme Klagelaute ausstoßend, vor mir lag.

„Das also ist mein Sohn!“, schoss es mir durch den Kopf. Doch was war d a s? Sein ganzer Körper war von einer teils nassen, teils getrockneten Schicht einer unbekannten Substanz bedeckt. Der Kleine sah aus, als habe er am Schlammcatchen teilgenommen! Ehe ich mich darüber aufregen konnte, war der Arzt auf mich aufmerksam geworden.

„Ah, der Erzeuger ist also doch hier! Habemus Papam![3] Meinen Glückwunsch. Ich bin gerade dabei, nachzusehen, ob an Ihrem Sohn auch alles dran ist“, erläuterte der schon etwas ältere Herr in Weiß. Routiniert zählte er die winzigen Gliedmaßen ab, spähte forschend in Ohren und Nase und warf einen prüfenden Blick in den zahnlosen Mund des kleinen Schreihalses, den dieser unentwegt geöffnet hielt, um daraus mit Hilfe der vor wenigen Minuten in Gang gesetzten Lungen eine erste Probe seiner Stimmgewalt zum Besten zu geben.

„Natürlich schaue ich auch nach, ob nicht etwa etwas Überzähliges daran ist“, fügte der Mediziner scherzhaft hinzu. „Ich kann Sie aber beru-

---

3 *Habemus Papam* (lat.); „Wir haben einen Vater.“ Mit dieser Formel gibt der Vatikan die Wahl eines neuen Kirchenoberhauptes bekannt.

higen. Ihrem Sohn fehlt nichts und Schwimmhäute hat er auch nicht zwischen den Fingern. Ist ein properes Kerlchen. Seiner Mutti geht es den Umständen entsprechend ebenfalls gut."

Mit diesen Worten zog er sich die Latexhandschuhe von den Fingern und empfahl sich. Ich hätte ihn gerne gefragt, ob der mutmaßliche Sauerstoffmangel kurz vor der Geburt dem kleinen Tunichtgut möglicherweise geschadet haben könnte. Doch erstens war der Herr Doktor schon aus der Tür und zweitens ließ sich das ohnehin nicht am Abzählen der Finger und Zehen erkennen. Ich vertraute einfach darauf, dass man mich bereits über mögliche Konsequenzen informiert hätte.

„Jetzt können Sie Ihren Sohn baden."

Die Worte der Schwester rissen mich aus meinen Gedanken. Da ich keine Anstalten machte, ihrer Aufforderung Folge zu leisten, nahm sie den Kleinen auf und legte ihn mir kurzerhand in die Armbeuge.

„Immer schön das Köpfchen abstützen!", ermahnte sie mich und ließ wohltemperiertes Wasser in ein flaches Waschbecken laufen. So wurde mir das Privileg zuteil, noch vor der Mutter körperlichen Kontakt mit unserem Sohn aufzunehmen. Wie klein er war! Das zierliche Popöchen füllte gerade mal so die hohle Hand. Die schmächtigen Ärmchen und Beinchen kreisten unablässig, gerade so, als ob sie nach einem verlässlichen Bezugspunkt in dieser so neuen und unbekannten Welt suchten.

Die Schwester hatte das Bad bereitet, doch ich traute mich nicht so richtig. Zu groß war meine Furcht, etwas falsch zu machen. Deshalb gab ich den kleinen Racker dankbar an sie zurück.

„Was ist das da auf seiner Haut?", erkundigte ich mich, um nicht völlig unbeteiligt zu erscheinen.

„Das ist die *Vernix caseosa*, auch Käseschmiere genannt", erklärte die Schwester, während sie den Hautbelag schonend mit warmem Wasser abspülte. „Sie bewahrt die zarte Babyhaut pränatal vor der Austrocknung durch das Fruchtwasser und nach der Geburt gegen zu rasches Auskühlen."

„Also eine Art natürlicher Hautschutzcreme."

„Genau!", lachte die Schwester. „Außerdem dient sie als Gleitmittel, damit das Kind besser durch den Geburtskanal flutscht. Viele Eltern bekommen erst mal einen Schreck, wenn sie ihr Kind so verschmiert zu sehen bekommen … so, nun ist Ihr Sohn sauber."

Mit einem weichen Baumwolltuch tupfte sie den kleinen Racker trocken, der wegen des ganzen Theaters Missfallensäußerungen von sich gab.

„Der Rest der Nabelschnur wird in ein paar Tagen von selbst abfallen", erklärte die Schwester. „Jetzt legen wir die kleine Schnecke erst mal warm, damit sie sich wieder beruhigt“, verkündete sie und bugsierte den protestierenden Schreihals in einen transparenten Brutkasten. „Machen Sie sich ruhig ein wenig mit Ihrem Sohn bekannt. Ich hole derweil etwas zum Anziehen für ihn.“

Da waren wir nun also allein in einem Zimmer, Vater und Sohn, die noch so wenig voneinander wussten wie zwei Verwandte, die sich zum ersten Mal im Leben begegnen und neugierig mustern. Ich war erstaunt über den ebenmäßigen Kopf des Kleinen. Da war nichts Verschrumpeltes oder boxermäßig Verquollenes, was Neugeborene häufig kennzeichnen soll. Völlig ruhig lag er da in seinem von einem angenehm warmen Wind durchfächelten, transparenten Gewächshaus, griff nach seinen Füßchen, als wolle er sich vergewissern, dass sie auch tatsächlich zu ihm gehören und war mit seinem momentanen Dasein anscheinend wieder versöhnt.

Ich wagte mich nun näher an die Box heran. Vielleicht hatte er die Bewegung bemerkt, vielleicht hatte er den Kopf auch nur zufällig in meine Richtung gedreht. Jedenfalls kreuzten sich die Blicke des Sohnes zum ersten Mal mit denen seines Vaters. Der offene Blick dieses Augenpaares, das auf mich gerichtet war, jagte mir einen Schauer über den Rücken. Das war der Blick eines Menschen, der noch vollständig frei war von Verstellung und geheimen Absichten. Der Blick war so offen und ehrlich, so unschuldig, wie dieser kleine Mensch am Beginn seines Lebens eben war. Der Blick taxierte nicht, er schätzte nicht ab. Er bedeutete nur schlicht: Hier bin ich. Bitte nimm mich an.

Da der kleine Mann mich unverwandt ansah, fühlte ich mich genötigt, zu reagieren. Verstohlen sah ich zur Tür, ob auch niemand käme, der mich bei der ersten Kontaktaufnahme beobachten könnte.

„Hallo, kleiner Mann“, sagte ich leise durch die kreisrunde Öffnung, die in das Gehäuse des Menschenterrariums geschnitten war. „Ich bin dein Papa.“

Ich wusste, dass es albern war, was ich da tat, aber instinktiv spürte ich, dass etwas Entscheidendes zwischen uns fehlen würde, wenn ich den Kontakt nicht herstellte. Wie von einem inneren Zwang bewegt streckte ich langsam eine Hand durch die Öffnung. Ich hätte den kleinen Racker anfassen können, doch meine Hand hielt inne, wagte es nicht, den kleinen Leib zu berühren. Mein Söhnchen war weniger zurückhaltend. Er streckte ein Händchen aus und umschloss mit seinen winzigen Fingerchen meinen Zeigefinger. Dieser im wahrsten Sinne des Wortes anrührende Moment erinnerte mich an die berühmte Szene, die Michelangelo Buonarroti an die Decke der Sixtinischen Kapelle gemalt hatte: Gottvater lässt auf Adam den Lebensfunken überspringen. Nur waren in diesem Fall die Rollen vertauscht: Das Neugeborene sorgte mit seinem ersten Griff nach mir, dass Leben in mich strömte.

In diesem Moment, als die kleine Hand meines Sohnes nach meinem Finger griff, wurden meine Blicke feucht. Verschämt wischte ich mir die Tränen aus den Augen, als die Schwester ein fahrbares Bettchen hereinbugsierte und es neben dem Wickeltisch parkte.

„Haben Sie sich etwas miteinander bekannt gemacht?“ erkundigte sie sich.

„Wir haben uns gewissermaßen per Handschlag begrüßt“, antwortete ich wahrheitsgemäß.

„Das ist schön! Dann wird es auch langsam Zeit, dass Ihr Sohn seine Mutter kennenlernt. Sie ist gerade aus der Narkose erwacht und wartet auf Sie beide. Vorher darf sich der kleine Mann aber noch fein anziehen.“

Sie hob den Kleinen aus dem Brutkasten und legte ihn auf den Wickeltisch.

„Schauen Sie ruhig zu, wie das geht“, ermunterte mich die Säuglingsschwester, während sie dem Knäblein eine Windel verpasste. „Wenn Sie es ein- oder zweimal gemacht haben, wird es Ihnen ganz bestimmt Freude bereiten.“

Ich war mir da noch nicht so sicher, doch ich beobachtete interessiert, wie mein Sohn zum ersten Mal Bekanntschaft mit einem Strampler machte. Auf dass es ihm an seinem nur spärlich behaarten Haupte nicht fröre, bekam er ein Häubchen aufgesetzt. Nachdem die Schwester ihm ein Armbändchen mit seinem Familiennamen um das Handgelenk gewunden hatte, durfte er es sich endlich in dem mobilen Bettchen bequem machen.

„Jetzt müssen Sie mir nur noch den oder die Vornamen bestätigen“, verkündete die Schwester und zog aus dem Fußende des Bettchens ein Klemmbrett mit einem Formular hervor. Ich nannte sie ihr.

Nachdem die existenzielle Frage des Namens geklärt war, sollte nun endlich auch Saskia zu ihrem Recht kommen. Ich trottete hinter der Schwester her, die das rollende Bettchen in den Trakt schob, in dem die Mütter untergebracht waren. Als wir das Doppelzimmer ganz am Ende des Flures betraten, blickte Saskia erwartungsvoll auf. Wahrscheinlich hatte sie sich, seit sie das Bewusstsein wiedererlangt hatte, unentwegt Sorgen um das Baby gemacht. Ich versuchte so gut es ging, ihr durch eine betont ungezwungene Miene zu signalisieren, dass alles in bester Ordnung sei. Nachdem auch die Schwester nur Beruhigendes zu berichten wusste, entspannten sich Saskias Züge merklich.

Nun war der dritte große Moment des Tages gekommen. Herausgehoben von den sicheren Händen der Schwester schwebte der kleine Racker aus seinem Nest hinüber zu seiner Mutter, wo er mit wesentlich mehr als nur mit einem einzelnen Finger empfangen wurde. Er legte sein bemütztes Köpfchen auf ihre Brust und setzte, das vertraute Geräusch ihres Herzschlages wiedererkennend, seinen kurz unterbrochenen Erholungsschlaf ohne Umstände fort. Nun hatte wieder zusammengefunden, was der Not gehorchend zuvor mit dem blanken Stahl des Skalpells rüde getrennt worden war.

Saskia war am Ziel angekommen. All die Jahre des Wartens, des Hoffens waren nun Geschichte. Das dröhnende Ticken der biologischen Uhr war in diesem Augenblick verstummt. Das Gewicht des kleinen, warmen Körpers wog alle Unbequemlichkeiten der letzten Jahre auf. Der ruhige Atem unseres Sohnes, der an ihrer Brust schlummerte, machte auch Saskia, der die Ermattung durch die *sectio* noch deutlich anzusehen war, schläfrig. Mutter und Kind brauchten jetzt Ruhe. Auch ich spürte nun, wie eine bleierne Schwere meine Augenlider nach unten zog. Nachdem die Schwester den Kleinen in seine Koje zurückgelegt hatte, begab ich mich auf den Nachhauseweg. Kaum angekommen, warf ich mich in das vom überstürzten Aufbruch noch ungemachte Bett. Auf der Stelle fiel ich in einen ausgedehnten, traumlosen Schlaf.

… Vater sein um vieles mehr

Die Aufregungen des Geburtstohuwabohus hatten mich niedergestreckt wie ein Sturm einen Baum entwurzelt.

[Einschub: Für die Mütter ist eine Entbindung gewiss alles andere als ein lockerer Pilatestermin; doch wer verschwendet auch nur einen Gedanken an die Väter? Wer sich eine Vorstellung davon machen möchte, welche Qualen s i e durchmachen, dem sei die von Wilhelm Busch trefflich bebilderte Leidensgeschichte des werdenden Vaters Tobias Knopp empfohlen:

> Oh, was hat in diesen Stunden
> Knopp für Sorgen durchempfunden.
> Rauchen ist ihm ganz zuwider.
> Seine Pfeife legt er nieder.
> Ganz vergebens tief im Pult
> Sucht er Tröstung und Geduld.
> Oben auf dem hohen Söller,
> Unten in dem tiefen Keller,
> Wo er sich auch hinverfüge,
> Angst verkläret seine Züge.
> Ja, er greifet zum Gebet,
> was er sonst nur selten tät (Wilhelm Busch 1985, 429f.)]

Nach dem Erwachen war meine gewohnte und vertraute Welt Geschichte. Erst recht, nachdem Frau und Kind in die häuslichen vier Wände zurückgekehrt waren. Die sichtbaren Anzeichen einer sich ankündigenden Geburt mit all ihren notwendigen Vorbereitungen ist eine Sache. Eine völlig andere, gewissermaßen der Beginn einer neuen Zeitrechnung bedeutet die reale Teilnahme des hinzugekommenen Familienmitgliedes am Tagesablauf. Als in dieser an sich schon turbulenten Zeit mein erstes (und einziges) Kind mit gnadenloser Penetranz Tag und Nacht sein natürliches Recht auf Zuwendung und Versorgung einforderte, wurde mir klar, dass die ruhigen Zeiten erst einmal passé waren.

Ich bewunderte Saskia. Im Gegensatz zu mir wusste sie stets, was in der gegebenen Situation nottat und was zu tun war. Meine Rolle als frischgebackener Papa beschränkte sich zunächst auf Hilfsarbeiten, die sie an mich delegierte (vorausgesetzt, dabei waren nicht zu viel Überlegung oder Fingerspitzengefühl erforderlich).

Es gab Nächte, an denen der kleine Mann partout nicht einsehen mochte, dass die lichtlose Tageshälfte zum Schlafen bestens geeignet ist. Dann durfte ich (hundemüde) mit dem Baby (hellwach) auf dem Arm auf immer den gleichen Pfaden so lange durch die Wohnung traben, bis sich unsere Zustände ins jeweilige Gegenteil verkehrt hatten.

Zum Glück beschränkte sich die eintönige Besichtigungstour durch die eigenen vier Wände auf die finstere Tageshälfte. Der lichte Tagesabschnitt hielt andere Beschäftigungen für mich bereit. Was hatte mir die Kinderschwester in der Entbindungsstation zum Thema Ankleiden prophezeit? Wenn ich es ein- oder zweimal gemacht habe, würde es mir ganz bestimmt Freude bereiten. Also los, frisch gewagt! Weshalb sollte ich mir diese Freude entgehen lassen?

Nun verbarg sich aber unter dem mit allerlei bunten Tierchen bedruckten Strampler eine zweite, äußerlich schmucklose Bekleidung, die an einen Anti-Allergen-Staubsaugerbeutel erinnert und eher einer luft- und wasserdichten Verpackung gleicht. Dass dies seinen guten Grund hat, durfte ich bei meinem ersten Einsatz am Wickeltisch erfahren. Unter Saskias wachsamen Augen löste ich die Klettverschlüsse – und öffnete die Pforte zur Hölle. Erwartet hatte ich ein paar feste, delikat riechende Knüddel, wie ich sie aus den Kaninchenställen meiner Kindheit kannte. Das Erlebnis war sowohl optisch als auch olfaktorisch überwältigend. Wie konnte ein so winziger Mensch aus so wenig Nahrung nur so eine Menge Kacke fabrizieren?! Doch damit nicht genug: Mein Sprößling nutzte die Gelegenheit schamlos aus, um Hemd und Krawatte mit einem meisterhaft gezielten Strahl aus dem Pullermännchen zu bewässern. Nun gut, wechseln wir das Thema …

Andere Maßnahmen zur Körperpflege wie das Baden übernahm ich mit weit größerem Vergnügen. Allerdings lernte ich recht bald, dass man das sich anschließende Imprägnieren der empfindlichen Babyhaut mit Creme auch einem (damals knapp einjährigen) Kind nicht selbst überlassen sollte, auch wenn es die selbstständige Beschäftigung mit der Cremedose vehement einfordert. Das Entfernen einer zentimeterdicken Schicht der fettigen Pampe von den zugekleisterten Gesichtspartien, von den Händchen und Fingerchen eines sich sträubenden Kleinkindes nimmt mehr Zeit in Anspruch als die gesamte Einbalsamiererei. Vom Materialverlust wollen wir gar nicht erst sprechen. Es sollte nicht das letzte Missverständnis zwischen mir und meinem Sohn bleiben …

Neben all diesen einfachen Zuarbeiten hatte ich es mir zur Aufgabe gemacht, jeden der ersten 365 Tage im Leben unseres Sohnes in einer Art Tagesprotokoll zu dokumentieren. Am augenfälligsten war seine rasche Gewichtszunahme, die mit einer unübersehbaren Vermehrung der Körpermasse einherging – gut abzulesen am Gesicht. Das kleine, zarte Wesen aus dem Kreischsaal erwies sich trotz der stets wohlgefüllten Windeln als ausgesprochen guter Futterverwerter. Die stetig an Fülle gewinnende Physiognomie notierte ich gewissenhaft in meine Kladde: „Bäckchen", „Backe", „Dickbacke", „Doppeldickbacke". Ich denke, man kann sich sehr gut vorstellen, was damit gemeint ist. Ein weiterer Grad auf der Bewertungsskala war glücklicherweise nicht notwendig.

Bald zeigte unser Sprössling Neigung, sich mit Bauklötzchen, mit der Brio-Bahn oder mit Figuren von Playmobil die Zeit zu vertreiben. Unter „spielen" verstand er, seiner Mama oder mir Anweisungen zu geben, die unverzüglich und minutiös auszuführen waren. Nach einem langen Arbeitstag konnte es dann schon passieren, dass uns bei der bodennahen Ausführung seiner Instruktionen die Augenlider zuklappten und unsere Häupter ermattet auf herumliegende Kuscheltiere sanken. Wenn solches geschah, durften wir nicht auf Gnade hoffen. Schlafentzug zählt nicht von Ungefähr zu den schlimmsten Foltermethoden.

Mit der Befähigung zum aufrechten Gang dehnte sich der Aktionsradius des Knaben über die überschaubaren Grenzen der Wohnung hinaus aus. So auch im zweiten gemeinsamen Urlaub, als er mit anderthalb Jahren am Meeresstrand unter meinen wachsamen Augen mit Schaufel und Eimer bewaffnet voller Tatendrang dem ihm unbekannten Ozean zustrebte. Sein kurzes Innehalten, als die Wellen seine Füßchen überspülten, nahm ich als vorhersehbare und folgerichtige Reaktion wohlwollend zur Kenntnis. Auch sein zaghaftes Vorrücken, bis ihm das Wasser bis zum Knie reichte, ließ keinen Handlungsbedarf aufkommen. Selbst als die Wellenkämme auf Bauchnabelniveau heranrollten, sah ich keinen Grund, einzuschreiten. Der kleine Racker stand stabil. Doch während mein Frühwarnsystem noch beruhigend grünes Licht anzeigte, flatterte an Saskias Fahnenmast bereits der rote Wimpel. Entschlossen hievte sie den heftig protestierenden Knaben aus dem Wasser und wies ihm mit Nachdruck ein Betätigungsfeld in der Flachwasserzone zu.

„Der Wellengang könnte ihm die Beine wegziehen!", lautete ihr unausgesprochener Tadel. Sie überließ es meiner Fantasie, sich die möglichen Konsequenzen auszumalen …

Zuhause waren nun Ausflüge zum nahe gelegenen Spielplatz an der Tagesordnung. Wie schön wäre es gewesen, wie die anderen Eltern auf den Bänken rund um die Buddelkiste Platz nehmen und den Sohnemann über den Rand eines Taschenbuches oder einer Zeitschrift hinweg im Auge behalten zu können. Stattdessen errichtete ich nach den strengen Vorgaben meines Sohnes im Sommer Sandburgen, im Winter Schneemänner. Bob der Baumeister war vor allem eines: Ein Meister im Delegieren.

Es konnte schon mal vorkommen, dass auf der Baustelle das Fehlen eines speziellen Baggers oder eines unentbehrlichen Werkzeugs lautstark beklagt wurde, weil diese zuhause vergessen worden waren. Als ein solcher Notstand eintrat, erklärte ich mich bereit, das vermisste Utensil schnellstmöglich herbeizuschaffen. Mit weitausgreifenden Schritten war das eine Angelegenheit von kaum zehn Minuten. Ich schärfte meinem Filius ein, sich nicht von der Stelle zu rühren. Papa sei gleich wieder zurück. Bob der Baumeister nickte. Wahrscheinlich war er froh, sich die zusätzliche Lauferei ersparen zu können.

Saskia wunderte sich nicht schlecht, als ich ohne Begleitung des Kindes zuhause auftauchte und die Spielkiste nach dem gewünschten Gegenstand durchwühlte.

„Wo ist der Kleine?", erkundigte sie sich, misstrauisch und ahnungsvoll zugleich.

„In der Sandkiste auf dem Spielplatz. Er wollte, dass ich ihm den Radlader hole."

„Du kannst doch ein dreijähriges Kind nicht alleine auf dem Spielplatz zurücklassen!", entrüstete sie sich.

„Ich hab's ihm erklärt", versuchte ich sie zu beschwichtigen. „Er wartet dort auf mich."

Mit einer Anspannung, die mich nun doch beunruhigte, eilte Saskia aus dem Haus. Ich folgte ihr auf dem Fuße. Wir hatten kaum das Grundstück verlassen, als uns Bob der Baumeister auf dem Gehweg entgegenlief. Er war mir trotz seiner Versicherung, auf dem Spielplatz zu bleiben, gefolgt. Da er nicht mit mir hatte mithalten können, war er rasch zurückgefallen. Dennoch hatte er sich von seinem Vorhaben nicht abbringen lassen.

„Das Kind hat mutterseelenallein zwei Straßen überquert!“, rief Saskia, um Fassung ringend, aber auch sichtlich erleichtert, dass die Sache glimpflich ausgegangen war.

Ich musste mir etliche berechtigte Vorhaltungen machen lassen. Ein Dreijähriger reagiere nun mal nicht rational, vernünftig oder logisch. Da sei viel mehr Emotionales und Unberechenbares im Spiel als bei einem Erwachsenen. *Mea maxima culpa.* Zerknirscht gelobte ich Besserung (trotz allem fand ich, Bob der Baumeister habe seine Sache gut gemacht).

Von nun an warf ich ein schärferes Auge auf meinen Sprössling. Leider begann sich dadurch meine Toleranzgrenze abzusenken. *Wenn ich die Situation falsch einschätzte oder wenn mein Stresskonto überzogen wurde, konnte ich aus scheinbar nichtigem Anlass schon mal wie aus heiterem Himmel in Rage geraten. Oder ich sah dem weinenden Kind einfach nur teilnahmslos zu, weil ich die Ursache seines Kummers nicht erkannte.*

Saskia achtete seit den erziehungstechnischen Fehlleistungen sehr darauf, die mentale und emotionale Lücke zwischen mir und unserem Sohn zu überbrücken.[4]

Wirklich nützlich machen konnte ich mich indessen als passionierter Vorleser. Nach kaum etwas anderem verlangte unser Sohn häufiger als nach Geschichten, vorgetragen von seinem geduldigen Lesesklaven. Manche hätte ich nach der gefühlten tausendsten Wiederholung auch ohne Buch vorwärts wie rückwärts herunterbeten können. Aber auch diese Phase war eines Tages beendet. Die Teenagerzeit hielt Einzug ins Kinderzimmer.

Wie sag ich's meinem Kinde?

Unser Sohn war zehn Jahre alt, als mir die Ehre zu Teil wurde, in den Kreis der „Aspies“ aufgenommen zu werden. Er war damals noch zu jung, um zu verstehen, was seinen Vater von ihm, von seiner Mutter und von den meisten anderen Menschen unterscheidet. Sicher hätte man damals mit einer Erklärung seiner jungen Seele zu viel zugemutet. Zumal zu jener Zeit noch andere Einschnitte in unser Familienleben zu verkraften waren (s. „Turbulenzen“). Die Folgen meiner sich mit schöner Regelmäßigkeit wiederholenden Arbeitsplatzverluste (beispielsweise meine depressiven

4 Diese Art von vermittelnder Hilfestellung scheint auch in einer anderen Partnerschaft zwischen einem autistischen Mann und einer neuronormalen Frau üblich zu sein (Romberg 2010).

Episoden oder die massiven materiellen Einschränkungen durch Arbeitslosengeld II, besser bekannt als Hartz IV) konnten dem Heranwachsenden allerdings nicht verborgen bleiben. Mein Sohn erlebte mich bis auf wenige Jahre nie anders als krankgeschrieben, auf der Suche nach Arbeit oder in Abhängigkeit von „Rehabilitationsmaßnahmen zur Teilhabe am Arbeitsleben". Verwerfungen in der Vater-Kind-Beziehung konnten da nicht ausbleiben.

Meinem Sohn die eigene Befindlichkeit und die daraus erwachsenen Folgen für die Familie plausibel zu erklären war Herausforderung genug. Wie aber sollte ich ihn von der Notwendigkeit und dem Wert einer soliden Ausbildung überzeugen, wenn ich selbst als promovierter Hochschulabsolvent mehr als ein halbes Erwachsenenleben lang auf die demütigende und am Ende ergebnislose Unterstützung durch das Arbeitsamt, durch das Jobcenter und durch Reha-Einrichtungen angewiesen war? Wie sollte ich meiner väterlichen Vorbildrolle gerecht werden, wenn ich meinem Kind ständig vor Augen führte, dass selbst unermüdliches Engagement „wenig Einfluss auf das eigene Schicksal am Arbeitsmarkt" mit sich bringt (Meyer 2001)?

Ich kann es nicht leugnen, dass die seit der Geburt meines Sohnes waltenden prekären Verhältnisse seinen Start ins eigene Leben merklich behindert haben. „Behinderung" bedeutet eben nicht nur, durch ein vermeintliches Defizit (wie das Asperger-„Syndrom") behindert zu sein. „Behinderung" bedeutet auch und vor allem, durch die Gesellschaft behindert zu werden. Diese besonders perfide Art der Behinderung betrifft nicht nur Einzelpersonen. Nicht selten sind auch die Familienmitglieder davon betroffen (Boxberger 2018).

Das Verhältnis zu meinem volljährigen Sohn geriet erst recht zu einer schwierigen Aufgabe. Die tiefe Verunsicherung, ausgelöst durch die Ungewissheit, wie viel Asperger er mitbekommen haben mochte, war ihm anzumerken. Als er noch jünger war, wiesen ein paar Tests in der Kinder- und Jugendpsychiatrie eher in die Richtung ADHS.[5] Für eine gesicherte Diagnose erwies sich die Datenlage jedoch als zu dünn. Ein nachhaltiger Trost konnte ihm das nicht sein, fehlt doch die letzte Gewissheit. Doch in meinen Augen ist mein Sohn ein ganz „normaler", will sagen neurotypischer junger Mann. Tu quoque, fili?[6] Eher nicht. Zumindest was sein Verhältnis zum weiblichen Geschlecht angeht, bin ich mir da sehr sicher. Im Vergleich zu mir war er mir bereits mit 17 Jahren knapp zehn Jahre an

5 ADHS: Aufmerksamkeitsdefizit-/Hyperaktivitätsstörung. Autismus/ADHS-Doppeldiagnosen sind seit 2013 zugelassen (Linke 2015).

6 *Tu quoque, fili*? (lat.); „Auch du, mein Sohn?" Angeblich die letzten Worte Julius Caesars, als er seinen Adoptivsohn Brutus unter den Attentätern entdeckte.

Erfahrung voraus. Doch ein ganz „normales“ Vater-Sohn-Verhältnis, das er sich gerne gewünscht hätte, kann und wird es leider auch in Zukunft nicht geben können.

Auch andere Väter aus dem Autismus-Spektrum finden zu ihrem Nachwuchs keinen rechten Zugang, sind mit der emotionalen Betreuung oft überfordert (Romberg 2010, S. 110; Schmidt 2012, S. 168ff.). Wie soll man Kinder trösten, wenn einem ihre Traurigkeit oder ihr Kummer verborgen bleiben? Saskia war und ist in solchen Fällen ein von beiden Seiten gesuchter Dolmetscher. Sie war es auch, die als äußerst sensible Frühwarneinrichtung die Lage entspannte, wenn stressauslösende kindliche Aktivitäten unseres Sohnes bei mir zur Reizüberflutung und infolgedessen zu einem Impulsdurchbruch führten.[7] Ich bedauere sehr, dass es in wenigen Fällen doch zu diesen unschönen Ausrastern gekommen ist. Auf der anderen Seite genoss mein Sohn bei mir alle Freiheiten, die er sich nur wünschen konnte – solange sein Verhalten meine Filterschwäche nicht überstrapazierte. Seit er aus der elterlichen Wohnung ausgezogen ist, hat sich unser Verhältnis durchaus im positiven Sinne weiterentwickelt.

7 Impulsdurchbruch: Jähzornattacke, ausgelöst durch einen als unangenehm erlebten Anspannungszustand.

Kapitel 4: Platons Symposium – Analyse und Selbstreflexion

Analytische und reflektorische Texte laufen oft Gefahr, sich in trockenen, monografischen, mit Literaturangaben gespickten Abhandlungen zu verlieren. Warum also nicht dem Vorbild des antiken Philosophen Platon[1] folgen und einige der handelnden Protagonistinnen als Teilnehmer eines, wenn auch nur fiktiven Dialogs mit einbeziehen? Das zentrale Thema in Platons Symposion ist die Liebe. Es passt also perfekt. Als Autor gestatte ich mir, die Moderation in eigener Person zu übernehmen.

AUTOR: Ich finde es prima, dass so viele von euch mir nach so langer Zeit – mitunter nach mehr als 45 Jahren – die Gelegenheit und die Ehre zu einem späten Gedankenaustausch geben. Doch wie sagte bereits der Römer Livius: Besser spät als nie.[2]

Etwa die Hälfte von euch (und von den hier nicht erschienenen Damen) war seinerzeit nie ernsthaft an einer Freundschaft oder an einer über die Freundschaft hinausgehenden Beziehung mit mir interessiert. Andererseits gab es unter euch genauso viele, die sich genau das gewünscht, vorgestellt oder die genau das angestrebt haben. Es wäre für mich persönlich und für andere Menschen – ob im Autismus-Spektrum oder nicht – von großem Wert oder einfach nur von Interesse zu erfahren, wie ihr mich wahrgenommen und welchen Eindruck ihr von mir gewonnen habt. Ich wüsste gerne die Gründe, weshalb ihr den Umgang mit mir gesucht, vermieden oder mir den Laufpass gegeben habt. Bitte keine übertriebene Rücksichtnahme! Die Zeit ist bekanntlich eine hervorragende Wundärztin an der Seele.[3]

Als Gegenleistung werfe ich aus heutiger Sicht ein wenig Licht auf die Ereignisse, Vorfälle und Vorkommnisse von damals – auf die angenehmen wie auf die weniger erbaulichen. Beginnen wir mit der sozialen Interaktion und der Kommunikation. Bitte, meine Lieben, ihr habt das Wort …

LENA: Dann mache ich jetzt einfach mal den Anfang. Also, wie soll ich sagen: In all den Jahren, in denen wir miteinander in Verbindung standen,

---

1 Platon: antiker griechischer Philosoph (428-347 v.Chr.). Er verhalf der noch jungen Literaturgattung des Dialogs zum Durchbruch und schuf damit eine Alternative zur Lehrschrift.

2 „*Potius sero, quam numquam.*“ Der römische Geschichtsschreiber Titus Livius (59-17 v.Chr.) über verpasste Chancen im Leben.

3 „Le temps adoucit tout“ (franz.): Der französische Philosoph und Schriftsteller Voltaire (1694-1778) über die Geduld.

wäre es mir nicht im Traum eingefallen, dass mit dir etwas nicht … [hält inne]

AUTOR: Dass was nicht …?

LENA: … dass du Autist bist. Auch wenn du manchmal etwas, wie soll ich sagen, eigenartig warst, konnte ich mich doch immer ganz normal mit dir unterhalten.

AUTOR: Gut, dass du diesen Punkt gleich zu Anfang zur Sprache bringst. So wird deutlich, wie viel Unsicherheit und Unwissen in Bezug auf Autismus bei den neurotypischen Menschen vorherrschen.

ROSANNA: Da muss ich als unwissender neurotypischer Mensch gleich mal einhaken. Ist Autismus im medizinischen Sinne eigentlich eine Krankheit?

AUTOR: In der modernen Autismusforschung neigt man heute zu der Ansicht, Autismus könne unabhängig von seinem Schweregrad als eine Krankheit kategorial diagnostiziert werden. Zugleich aber auch im dimensionalen Sinn als mehr oder weniger stark ausgeprägte Persönlichkeitsstruktur gegeben sein. Manche Experten sind der Meinung, die klassische medizinische Einteilung in krank versus gesund reiche keinesfalls hin, die zahlreichen Phänomene im Grenzbereich des Autismus angemessen zu beschreiben (Tebartz van Elst 2016).

Tatsächlich kursiert in der Bevölkerung noch heute das alte Klischee, alle autistisch strukturierten Menschen seien entweder hochbegabte Trottel, unberechenbare Berserker oder beziehungsunfähige, geistig retardierte seelische Krüppel ohne jede empathische Regung. Die meisten neurotypischen Menschen stellen sich unter Autisten gefühlskalte, zu sozialem Miteinander absolut unfähige Sonderlinge vor, die ein von Krankheit und Behinderung, von Leid und selbstgewählter Isolation verstümmeltes Dasein fristen.

JUDITH: Vielleicht liegt das daran, dass es lange Zeit außer dem Spielfilm „Rain Man“[4] keine populärwissenschaftlichen Informationen über Autismus gab.

AUTOR: Da gebe ich dir absolut Recht. Diese sehr einseitige Sichtweise geht zumindest teilweise auf den im Film dargestellten Autisten zurück. Der Film beförderte eine Definition von Autismus, die völlig verkannte, dass unter autistischen Menschen ebenso Vielfalt herrscht wie unter den neurotypischen. Selbst Akademiker hielten mich noch dreißig Jahre nach

4 In dem Spielfilm „Rain Man“ (1988) spielt Dustin Hoffman den Autisten und Inselbegabten Kim Peek (†2009).

„Rain Man“ für einen Kaspar Hauser,[5] ehe sie verblüfft feststellten: „Der ist ja imstande, mehr als einen zusammenhängenden Satz von sich zu geben!“

Deine Einschätzung, Lena, war seinerzeit völlig plausibel und nachvollziehbar. Ich war in den Augen einiger Zeitgenossen eben das, was man einen „komischen Kauz“ nennt. Ansonsten konnte man mit mir gewiss auskommen, oder nicht?

BIANCA: [verdreht die Augen] Naja, um ehrlich zu sein: Ein Charmebolzen warst du nie. Manchmal fand ich dich sehr nett, dann wieder schroff, fast abweisend. Ich habe mir oft von dir die kalte Schulter zeigen lassen müssen. Meistens wusste ich nicht einmal, weshalb. Das kann einen ganz schön fertigmachen, weißt du?

ANGELA: Genau! Und du konntest ganz schön eingebildet sein.

AUTOR: Ihr zwei wart nicht die einzigen, die das so gesehen oder erlebt haben – wenn ich das zustimmende Gemurmel der anderen richtig deute. Ich gestehe ehrlich, den Vorwurf der Selbstgefälligkeit, mitunter auch der Unhöflichkeit,[6] ja sogar der Unverschämtheit habe ich des Öfteren zu hören bekommen. Einer meiner Lehrer, der sich gewählter auszudrücken pflegte, bemühte immerhin den schmeichelhaften Begriff der „vornehmen Introvertiertheit“.

BIANCA: Dann handelt es sich bei der Vorstellung von der angeblich fehlenden Empathie autistischer Menschen also doch nicht nur um ein Vorurteil?

AUTOR: Die Antwort auf deine Frage ist ein klares „Jain“.

ROSANNA: Jetzt bin ich aber gespannt …

AUTOR: Zunächst müssen wir klären, was mit dem Begriff Empathie gemeint ist. Die Wahrnehmung und die Kommunikation zwischen neurotypisch und autistisch veranlagten Menschen unterscheiden sich ja, wie man weiß, fundamental. Zwei Welten eben (Seng 2010, S. 6ff. und 2015, S. 116f.). „Während die Wahrnehmung der NT-Partnerin mit Empathie verbunden ist, ist das Einfühlungsvermögen des hochgradigen Logikers [d.h. des Autisten; Anm. d. Verfassers] wenig ausgeprägt“ (Daniels 2015, S. 8). Das kann – bei aller gegenseitigen Sympathie – zu krassen Missverständ-

5 Kaspar Hauser (1812?-1833): Geistig angeblich zurückgebliebener und wenig redender Jugendlicher, der 1828 als Findelkind aufgegriffen wurde.

6 „Autist_innen müssen nicht nur bestimmte Verhaltensregeln, wie beispielsweise Höflichkeit, auswendig lernen, sondern müssen darüber hinaus auch lernen, sie auf andere Situationen zu übertragen. Hierbei können ihnen die Schwierigkeiten beim Generalisieren von Erlerntem erheblich im Wege stehen.“ (Lache 2016, S. 34)

nissen und zu gravierenden Meinungsverschiedenheiten führen. Über konkrete Beispiele reden wir später. Bleiben wir noch einen Moment bei der Theorie.

Den meisten Menschen ist unbekannt, dass ein autistisch veranlagter Mitmensch sich nur schwer, in sie hineinversetzen kann (fehlende Theory of Mind[7]). Es fällt ihm sehr schwer zu erkennen, was in seinem Gegenüber emotional vor sich geht, welche Bedürfnisse, Wünsche oder Absichten ihn oder sie im Moment bewegen.[8] Hinzu kommt, dass ihm die Deutung nonverbaler Kommunikation, also von Mimik und Gestik, nicht leichtfällt. Dementsprechend ist er in vielen sozialen Situationen im Nachteil, da er nicht in der Lage ist, adäquat zu reagieren. So ging es mir beispielsweise mit Cora und mit Ewa.

CORA: Ich hatte gemerkt, dass du alles viel zu ernst nahmst. Jedes Wort, jeden Brief, jede Geste von mir. Und dass du unsere Freundschaft mit ganz anderen Augen sahst als ich. Am Ende hat es mich nur noch genervt, weil du nichts verstanden hast.

EWA: Ich hatte damals eine schlimme Zeit durchgemacht. Du weißt, meine Eltern und die Scheidung. Aber davon scheinst du nichts mitbekommen zu haben.

AUTOR: Da seht ihr es! Mein Defizit an „kognitiver Empathie“ hat mich sehr viele Jahre meiner ersten Lebenshälfte hindurch daran gehindert, mein Verhalten an soziale Situationen angemessen anzupassen – und das waren oft genug Situationen, in denen ich mit euch zu tun hatte. Ich bedaure das heute noch.

SASKIA: Ich erlebe dich aber auch immer wieder sehr emotional, sogar mit Tränen in den Augen. Ich denke dann: Weint er jetzt? Ist das nicht ein Widerspruch?

AUTOR: Ganz und gar nicht. Du musst dir Empathie wie eine Medaille mit zwei Seiten vorstellen. Die eine Seite, die „kognitive Empathie“, also

---

7 Theory of Mind (ToM) bezeichnet „die Fähigkeit, sich selbst und anderen psychische Zustände zuzuschreiben. Eigene sowie fremde Gedanken, Gefühle, Wünsche, Absichten und Vorstellungen können erkannt, verstanden und vorhergesagt werden, wodurch man in der Lage ist, diese in die eigenen Planungen einzubeziehen“ (Lache 2016, S. 19). Sie „wird als eine fundamentale menschliche Fähigkeit angesehen, die unsere Beziehungs- und Bindungsfähigkeit ausmacht“ (Kamp-Becker & Bölte 2011, S. 42). „Abweichungen in den Funktionen der ToM [haben] Auswirkungen auf das Sozialverhalten, auf das Verständnis sozialer Regeln, auf die Kommunikation sowie auf das Vermögen zur […] Beziehungsgestaltung.“ (Lache 2016, S. 19)

8 „Autist_innen können Schwierigkeiten haben, in ihren Gegenübern zu lesen und deren Wünsche oder Befindlichkeiten zu antizipieren, wodurch sie auf ihr Umfeld mitunter gefühlskalt, stur oder desinteressiert wirken können.“ (Lache 2016, S. 33)

das Einfühlungsvermögen, haben wir gerade kennengelernt. Sie ist, wie gesagt, bei Menschen im Autismus-Spektrum nicht besonders ausgeprägt. Die andere Seite nennen wir „affektive Empathie“, also das Empfinden von Mitgefühl. Autistische Menschen verfügen in der Regel eher mehr als zu wenig affektive Empathie (Seng 2015, S. 117; Vero 2014, S. 145). Es ist demnach völlig unzutreffend, sie generell als vollkommen frei von Empathie zu bezeichnen (Smith 2009). Da können durchaus mal die Augen feucht werden.

MELIA: Angela und Bianca sagen, sie hätten dich oft arrogant und abweisend wahrgenommen. Ich habe dich eigentlich eher als naiv und unbedarft in Erinnerung. Wie passt denn das zusammen?

AUTOR: Die jeweilige Situation entscheidet darüber, wie man als Aspie wahrgenommen wird. Menschen im Autismus-Spektrum müssen soziale Regeln erst verstehen und mühsam durch Nachahmung erlernen. Sie wirken auf neurotypische Menschen deshalb häufig naiv, andererseits auf eine als unangenehm empfundene Art und Weise sehr direkt. Das wird dann schnell als Arroganz ausgelegt. Professor Tebartz van Elst hat darauf bereits hingewiesen (s. Einführung). Unkontrollierte, der Situation nicht angemessene Handlungen oder Verhaltensweisen sind dann leider Gottes nie ganz auszuschließen.

ILKA: Ich glaube, ich verstehe was du meinst. Das würde deine eigenartige Passivität auf meiner Geburtstagsfete erklären. Du hast die ganze Zeit nur dagesessen und man durfte dich nicht ansprechen. Ganz ehrlich: Man wollte es auch gar nicht.

ROSANNA: Passivität ist gut! Ich war mit ihm auf vielen Veranstaltungen, Feiern und Familientreffen. Er hat sich oft sehr seltsam benommen, um es vorsichtig auszudrücken. Ich mochte ihn am Ende kaum noch irgendwohin mitnehmen, so stieselig wie er war.

BIANCA: Zu einem Stiesel[9] würde sehr gut die Arroganz passen. Aber ich habe ihn auch schon völlig anders erlebt. 1974 waren wir von einem unserer Lehrer nach Hause eingeladen worden. Da war er sehr amüsant, beinahe schon charmant. Fast könnte man meinen, er fühlte sich wohl, im Mittelpunkt zu stehen. Leider hat er uns diese Seite von sich viel zu selten gezeigt.

9 Stiesel: Ein Mensch, der sich in Ärger hervorrufender Weise unhöflich, unfreundlich, flegelig benimmt oder verhält (Quelle: Duden).

ANGELA: Ja, er konnte richtig lieb und süß sein. Aber manchmal hat er sich benommen wie ein ungehobelter Flegel. Ich habe ihn dann einen „Urmenschen" geschimpft.

AUTOR: [lacht] Ja, ich erinnere mich gut daran! Damals waren wir noch Teenager. Nun, als ich euch kennenlernte, waren mir viele Gepflogenheiten eurer neurotypischen Welt noch rätselhaft. Ich verstand sie nicht und konnte sie deshalb auch nicht selbst anwenden. Zudem wusste ich damals noch nicht, dass ich Berührungen, Geräusche und Bilder stärker wahrnehme als andere Menschen.

SASKIA: Stichwort Reizüberflutung. Daher rührt seine Abneigung gegen Diskotheken, Partys, Feiern und andere strapaziöse Menschenansammlungen.

AUTOR: So ist es. In solchen sozialen Situationen werde ich einem sensorischem „Dauerfeuer" ausgesetzt, das zu permanentem Stress und mentaler Überlastung führt. Diese Filterschwäche kann in extremen Situationen zu Sprech- und Denkblockaden bis hin zur totalen Reaktionsunfähigkeit führen. Ich denke, ihr habt mich einfach in meinem Selbstschutzmodus erlebt. Für andere stellt das vielleicht eine Provokation dar, die der eine als unhöflich, der andere als arrogant empfindet …

BIANCA: Mal eine andere Frage: Wie hast du eigentlich diesen ständigen Beziehungsstress kompensiert? Es muss doch sehr belastend gewesen sein, all das auf die Dauer zu verkraften.

AUTOR: Das war es in der Tat. Aber es gab und gibt heute noch zwei Strategien, die mir helfen, mein seelisches Gleichgewicht zu wahren. Da ist zum einen das Schreiben …

BIANCA: Das kann ich bestätigen. Du warst ein fleißiger Briefeschreiber. Heute schreibst du wohl mehr E-Mails.

AUTOR: Mit Schreiben meine ich nicht nur Korrespondenz. Ich habe mit sechzehn Jahren begonnen, Tagebuch zu führen. Die tägliche Zwiesprache mit mir selbst hat mir sehr geholfen, den teilweise enormen Druck zu verarbeiten. Natürlich wusste ich damals noch nicht, dass ich Aspie bin, doch die Routine der Eintragungen war mir immer sehr wichtig. Wenn ich auch nur einen Tag auslassen musste, wurde ich immer gleich hektisch. Seit meiner „Diagnose" weiß ich, dass routinemäßig durchgeführte Handlungen Menschen im Autismus-Spektrum ein Gefühl der Sicherheit vermitteln. Erst vierzehn Jahre später war diese Art der Aufarbeitung nicht mehr notwendig. Ich konnte sie problemlos aufgeben. Aber wenn man so will, hat sie mit meinen schriftstellerischen Projekten auf einer höheren Ebene ihre Fortsetzung gefunden.

SASKIA: Autistische Rituale sind demnach gar nicht so kompromisslos und starr. Sie können sich durchaus ändern.

AUTOR: Natürlich können sie das. Jeder Mensch durchläuft verschiedene Phasen während seines Lebens. Auch Nicole Schuster kocht nicht mehr jeden Tag Wirsing (Schuster 2007[10]). Ich will damit sagen, dass es durchaus individuelle Unterschiede gibt, die beträchtlich sein können … Wo waren wir stehengeblieben?

JUDITH: Du wolltest uns deine zweite Strategie zur Bewältigung von Beziehungsstress verraten.

EWA: Wenn ich mich nicht täusche, scheint das die Musik zu sein. Jedenfalls hast du von fast nichts anderem geredet.

ANGELA: Du irrst dich nicht. Schon damals schleppte er neben seiner Schultasche meistens noch einen Kassettenrekorder mit sich herum, der ständig dudelte. Ten Years After und Black Sabbath, glaube ich. Lauter so schrecklich laute Sachen …

AUTOR: Stimmt genau. Schon als kleiner Junge hörte ich stundenlang belanglose Radioschnulzen oder legte die anspruchsvolleren Jazzplatten meines Vaters auf. Bis ich in den 1970er Jahren den Blues entdeckte. Zwar faszinierte mich auch die aggressivere Performance der Rockmusik, doch der Blues rührte mich in meinem Innersten an (ich finde, diese aus der Seele kommende Musikgattung sollte zum immateriellen Weltkulturerbe erhoben werden, schon um all die namenlosen Künstler*innen zu ehren, die sie unter kulturwidrigsten Umständen geschaffen haben).

Die dem Blues zu Grunde liegende Moll-Pentatonik[11] mit Blue-Note schwingt hundertprozentig auf meiner musikalischen und emotionalen Wellenlänge. Besonders der britische Bluesgitarrist Eric Clapton sorgte mit seinen Balladen für Gänsehaut. Ein Poster von Clapton hing übrigens lange an der Tür von Biancas Klassenzimmer …

BIANCA: Stimmt! Erstaunlich, dass du dich daran noch erinnerst …

AUTOR: Damals wusste ich nicht, dass Clapton unglücklich in die Frau seines besten Freundes George Harrison verliebt war. In dem Song „Have you ever loved a woman“[12] legte Clapton all seinen Schmerz und seine

---

10 Nicole Schuster hat in ihrem Buch „Ein guter Tag ist ein Tag mit Wirsing“ dargelegt, dass auch das Beharren auf gleichartige Nahrung einen Ordnungsfaktor mit Wohlfühlpotenzial darstellen kann (Boxberger 2020).

11 Pentatonik: Musiktheoretisch ist die pentatonische Tonreihe eine fünftönige, halbtonlose Tonleiter aus drei Ganztönen und zwei kleinen Terzen. Sie ist eine der von Gitarristen am häufigsten verwendeten Tonleitern (Kofler 2019).

12 1973 auf der Doppel-LP „Derek and the Dominos: In Concert“ veröffentlicht, aufgenommen Live at the Fillmore East, Manhattan, New York City.

tiefe Verzweiflung in ein virtuoses Gitarrensolo. Virtuos nicht im spieltechnischen Sinne. Seine Musik spiegelte seinen Seelenzustand wider. Die klagende Melodie hat mich buchstäblich zum Heulen gebracht. Da gab es so etwas wie Seelenverwandtschaft zwischen dem Musiker und mir.

BIANCA: Du hast, wie heißt das noch: affektive Empathie empfunden?

AUTOR: Das habe ich. Ich konnte mit Clapton mitfühlen, weil es mir immer wieder ähnlich erging. Allein die Intensität der Musik brachte das zuwege. Die physische Gegenwart des Künstlers war gar nicht notwendig.

SASKIA: Jahn übt wie ein Besessener, um ganze Passagen nachspielen zu können. Ich glaube, es bedeutet ihm sehr viel, die Spieltechnik seiner Vorbilder zu verstehen.

ILKA: Du hast vorhin von der Reizüberflutung gesprochen, die autistischen Menschen angeblich zu schaffen macht und wegen der du an meinem Geburtstag nicht mit in die Diskothek gehen konntest oder wolltest. Da wundert es mich doch sehr, dass du ausgerechnet ein Faible für Rockmusik hast und diese lauten Konzerte mit tausenden von Zuhörern besuchst. Rory Gallagher spielte ja nicht nur Mandoline …

AUTOR: Möge ihm im Paradies stets ein Glas Irish Whiskey zur Hand sein! Aber im Ernst: Dein Einwand ist berechtigt, der Widerspruch hingegen ist nur scheinbar ein solcher …

SASKIA: Kann ich mal kurz dazwischen, ja? Ich fürchte, sonst wird das wieder furchtbar akademisch.

Auf einem Konzert lässt Jahn sich nur auf die Musik ein. Die anderen Besucher nimmt er nur indirekt wahr. Sie sind wie Möbelstücke für ihn. Sein Gehirn verarbeitet nur den musikalischen Output. Den lässt er allerdings intensiv auf sich wirken. Gleichzeitig starrt er den Gitarristen wie hypnotisiert auf die Finger, um hinter ihre Technik zu kommen. Wenn ihm ein bestimmtes Stück gefallen hat, kommt er ins Schwärmen, weil – ich spinne jetzt mal – der Bassgitarrist Downbeats mit Synkopen abwechselt und den Groove auf Sechzehntel-Off-Beats verschiebt. Ich hoffe, das stimmt in etwa, was ich gesagt habe.

AUTOR: Das macht sogar Sinn. Besser hätte ich es auch nicht formulieren können.

CORA: Aber diese Konzerte sind doch teilweise ohrenbetäubend. Ist das nicht eine irre Reizüberflutung für dich?

AUTOR: Wenn die Geräusche von Bands wie Deep Purple oder Led Zeppelin produziert werden, stellt die Lautstärke kein Problem dar. Sie liegen ja auf meiner inneren Wellenlänge, auch wenn hinterher die Ohren klingeln. Ganz anders sieht es bei Diskothekenmuzak,[13] Stimmengewirr oder einer brummenden Neonröhre aus. Und vergesst nicht: Auch Gerüche, Licht und Berührungen können zu Reizüberflutung führen, wenn die Konstellation ungünstig ist.

Ich bin, wenn ich das noch ergänzen darf, kein spezieller Einzelfall, was das Tolerieren spezieller Reizkombinationen angeht. Frau Dr. Preißmann zum Beispiel hat eine ausgesprochene Vorliebe für Weihnachtsmärkte. Dr. Peter Schmidt nimmt leidenschaftlich gern an Tanzveranstaltungen teil. Beides sind Umgebungen, die man nicht gerade als ausgesprochen arm an unterschiedlichsten Reizen bezeichnen kann. Es kommt eben auf die individuellen Vorlieben und Toleranzen an.

KAROLA: Ich würde gerne auch mal eine Frage stellen.

AUTOR: Bitte sehr.

KAROLA: Du sagst, autistische Menschen seien grundehrlich, sie könnten nicht bewusst die Unwahrheit sagen. Ist das denn überhaupt möglich?

AUTOR: Ich gebe zu, das hört sich so unglaubhaft an wie ein berühmter Werbeslogan aus dem Jahr 1964: „Cash[14] wäscht so weiß, weißer geht's nicht!" Aber es ist so. Neurotypische Menschen wie ihr erfreuen sich der Fähigkeit, sich in andere Menschen hineinversetzen zu können (Theory of Mind). Dank ihrer kognitiven Empathie gelingt es ihnen, ihr eigenes Verhalten in nahezu jeder sozialen Situation zu kontrollieren und gegebenenfalls anzupassen (Vero 2014, S. 143ff.). Diese Anpassung schließt Unwahrheiten und Schwindeleien mit ein. Im Durchschnitt flunkert jeder neurotypische Mensch etwa 25 mal am Tag. Menschen im Autismus-Spektrum – wir hörten das bereits – haben diese Möglichkeit nicht. Sie können die Situation nicht adäquat einschätzen, da sie sie mit einer anderen Wahrnehmung erleben. Deshalb bleibt ihnen nichts anderes übrig, als die Wahrheit zu sagen, die auch vehement verteidigt wird. Da kann man im Streit der Meinungen schon mal anecken.

JUDITH: Aber das ist doch großartig! So einen Mann muss man doch mögen und bewundern!

AUTOR: Auch wenn er dir ins Gesicht sagt: „Du bist zu dick"?

ANGELA: So eine Gemeinheit! Das würde jede Frau kränken und verletzen!

---

13 Muzak: angelsächsische Bezeichnung für seichte, anspruchslose Hintergrundmusik.

14 Produktname geändert.

AUTOR: Das ist genau der Punkt: Die Fähigkeit, die Unwahrheit zu sagen, zählt zu den Sozialkompetenzen des neurotypischen Menschen. Sie schützt ihn davor, andere unnötig zu verletzen. Ein Mensch mit AS äußert sich als Folge seiner extrem logischen Denkweise emotionsfrei und faktenbezogen, also rein auf der Sachebene. Er will niemanden mit Absicht in seinen Gefühlen verletzen. Über die verheerende Wirkung, die er bei seiner neurotypischen Partnerin erzielt, macht er sich jedoch keinen Kopf. Er kann sich ja nicht in sie hineinversetzen. Sie hingegen hält ihn für unverschämt, arrogant, frech, anmaßend, unsensibel, kalt, gemein, herzlos, respektlos …

SASKIA: Jahn, es ist gut! Wir haben verstanden, was du meinst.

ILKA: Klar, wenn du die Wahrheit sagst, obwohl deine Partnerin eine kleine Lüge hören möchte, sind Enttäuschungen und Verletzungen vorprogrammiert.

AUTOR: Das gilt auch umgekehrt! Menschen mit AS ist es sehr wichtig, dass es auch ihre Partner stets ehrlich meinen und sie die Wahrheit sagen. Dazu zählt auch, Verabredungen und andere Zusagen unbedingt einzuhalten.

ILKA: Du glaubtest damals, ich hätte dich belogen, als ich unser Date nicht einhalten konnte?

AUTOR: Sagen wir lieber, ich habe mich belogen gefühlt. Es gab ja gute Gründe, weshalb du die Verabredungen nicht einhalten konntest. Für mich stellte es aber ein Problem dar. Es war in etwa so, wie wenn auf einem Fahrplan die Ankunftszeit eines Zuges exakt angegeben ist, der Zug aber Verspätung hat. In so einem Fall liegt es logischerweise nahe, dass die Aussage „Der Zug trifft um soundsoviel Uhr ein" eine Lüge ist. Nach mehr als vier Jahrzehnten komme ich damit aber ganz gut zurecht.

JUDITH: Ich habe gehört, dass es gar nicht so darauf ankomme, w a s man sagt, sondern eher w i e man es sagt. Die Wirkung des Gesagten sei nur zu 7 % auf das gesprochene Wort zurückzuführen. Stimme und Tonlage seien mit 38 %, die Körpersprache mit 55 % sogar von noch viel größerer Bedeutung.

AUTOR: Ach, du meinst die gute, alte 7-38-55-Regel des Psychologen Albert Mehrabian![15] Die wird gerne herangezogen, um den Unterschied

---

15 Aus Mehrabians Experimenten ergab sich rein rechnerisch die zitierte Gewichtung (Mehrabian 1967a und b). Es wird aber meist ignoriert, dass diese Untersuchungen auf Einwortebene stattgefunden haben. Eine Untersuchung, die ein einziges Wort als Stimulus nutzt, kann jedoch selbst nach Mehrabians Meinung niemals auf Kommunikation als Ganzes übertragen werden (Rupprecht 2017).

zwischen neurotypischer und autistischer Kommunikation zu erklären (Daniels 2015, S. 89f.). Andere gehen sogar von einem 70 bis 80 %igen Anteil der nonverbalen Körpersprache an der Kommunikation aus, der für Autisten nur schwer entschlüsselbar sei (Vero 2014, S. 83ff.; Schmidt 2015, S. 78).

JUDITH: Ist es denn nicht so?

AUTOR: Mehrabians Ergebnisse werden (jedoch) vollkommen falsch interpretiert, beziehungsweise falsch zitiert. Ihm ging es gar nicht um die Wirkung. Er wollte sich lediglich inkongruente Botschaften[16] anschauen. Es war nie seine Absicht, auf die Wirkung oder die Glaubwürdigkeit des Sprechers im Allgemeinen zu schließen. Mehrabian hat immer wieder beteuert, dass gerade das nicht seine Kernaussage ist. Die 7-38-55-Regel taugt demnach schwerlich zur Erklärung der Kommunikationsschwierigkeiten zwischen neurotypischen und autistischen Menschen. Die Schlussfolgerung, dass Autisten bei einem Gespräch gewaltige 93 % der durch Körpersprache und Intonation vermittelten Information entgehen (Vero 2014, S. 83), beruht auf diesem alten Missverständnis. Es werden sicher deutlich mehr als die 7 % verwertbarer Sprachinformation bei ihnen ankommen. Allein der lebenslange Lerneffekt wird die „Ausbeute“ mit der Zeit steigern. Dennoch ist es nicht von der Hand zu weisen, dass sich Menschen im Autismus-Spektrum mit nonverbaler Kommunikation schwer tun, wenn auch nicht in dem Ausmaß, das aus Mehrabians Zahlen fälschlich herausinterpretiert wird.

PIA: Lassen wir bitte mal das Kommunikative beiseite. Du hattest erst in deinem 27. Lebensjahr ein intimes Erlebnis mit einer Frau. Andererseits sagst du, deine sexuelle Energie sei schon in der Jugendzeit groß gewesen. Wie kann es dann sein, dass du es 13 Jahre lang ohne Partnerin ausgehalten hast?

AUTOR: Für Männer im Autismus-Spektrum scheint eine überdurchschnittlich lange Partnersuche nichts Ungewöhnliches zu sein (Daniels 2015). Die Ursachen, dass manche erst Ende zwanzig oder später ihre erste ernsthafte Beziehung eingehen, können vielfältig sein, sind sich aber in der Regel recht ähnlich. Ich will zwei Beispiele nennen. Axel Brauns schreibt in seinem lesenswerten Buch „Buntschatten und Fledermäuse“: „Die anderen Jugendlichen spazierten mit Siebenmeilenstiefeln in das Leben hinaus. Niemals würde ich ihnen folgen können.“ (Brauns 2002, S. 37f.) In der Tat wird „oft festgestellt, dass das kognitive Entwicklungs-

---

16 Inkongruente Botschaften: Botschaften, bei denen auf unterschiedlichen Ausdrucksebenen unterschiedliche Aussagen transportiert werden.

alter von Autist*innen mitunter dem sozio-emotionalen Entwicklungsalter weit voraus ist“ (Lache 2016, S. 21). Mit anderen Worten: Das soziale Umfeld fordert von ihnen ein dem Entwicklungsalter angemessenes Verhalten, auch wenn die Jugendlichen dazu noch gar nicht bereit sind. Hänseleien oder gar Mobbing können die Folgen sein (ebd.).

Zweites Beispiel: Peter Schmidt gesteht in einem seiner Bücher, er habe schlicht nicht flirten können.[17] Auch er musste den Spagat meistern, für sich sein, aber nicht einsam sein zu wollen. Kontaktbörsen wie der Diskothek ging er ebenso aus dem Weg wie ich. Mit sechzehn, schreibt er, habe er beobachtet, wie die anderen Jugendlichen „sich menschlich von [ihm] immer weiter entfernten“ (Schmidt 2012, S. 12f.). Trotzdem unternahm er zahlreiche Versuche – auch per Annonce! – Bekanntschaften mit jungen Frauen zu machen, scheiterte jedoch ebenso oft. „Irgendwas scheint immer nicht zu passen“, stellt Schmidt ein wenig frustriert fest. Das kommt mir alles sehr bekannt vor.

PIA: Ja, die Übereinstimmungen mit deinen Erfahrungen sind wirklich verblüffend.

ANGELA: Geradezu gespenstisch …

AUTOR: Schmidt führt sein Scheitern zum Teil darauf zurück, dass er Frauen entweder ausdauernd angeschwiegen hat …

ROSANNA, SASKIA [unisono]: Das kennen wir!

AUTOR: … oder sie durch pausenloses Monologisieren verprellt hat.

ROSANNA, SASKIA [unisono]: Das kennen wir auch!

PIA: Jetzt sind wir schon wieder bei der Kommunikation. Mich interessiert der sexuelle Aspekt viel mehr als der kommunikative. Wie kommt es, dass du erst nach so vielen Bekanntschaften mit einer Frau ins Bett gegangen bist? Du warst fast 27 Jahre alt!

AUTOR: Sicher spielt die fehlende Aufklärung durch die Eltern oder durch die Schule eine gewisse Rolle. Ausschlaggebend ist meines Erachtens etwas anderes: Sexuelle Aktivität setzt ein Maximum an gegenseitiger Berührung voraus. Ganz schön schwierig für jemanden, der schon mit

17 „Flirten [verläuft] zu einem großen Teil über körpersprachliche Signale, die beispielsweise über ein Lächeln, Blicke oder Zublinzeln vermittelt werden. Autist_innen sind sich der kommunikativen Bedeutung dieser Signale oftmals nicht bewusst, sie empfinden sie mitunter sogar als irritierend und sind zudem kaum in der Lage, diese […] zu erwidern. So kann die Suche nach einer Beziehung […] aufgrund des Unverständnisses nonverbaler Kommunikationsformen und des darauf aufbauenden Flirtverhaltens scheitern […] Nicht nur konkrete sexuelle Erfahrungen, sondern auch wichtige Beziehungserfahrungen [können] verwehrt bleiben.“ (Lache 2016, S. 96f.)

einfachem Anfassen Probleme hat. Außerdem dauert im Autismus-Spektrum eben alles ein wenig länger – und manche Autisten verzichten sogar ganz auf eine Partnerschaft.

PIA: Dreizehn Jahre nennst du „ein wenig länger“? Das ist die Untertreibung des Jahrhunderts! In dieser Zeit sind andere mehrfache Väter geworden!

AUTOR: Das ist richtig. Aber wenn man Flirtsignale nicht zu deuten weiß, dann ist es erst recht schwierig zu erkennen, ob eine Frau mehr als einen Flirt erwartet.

MELIA: Andererseits muss es ja nicht heißen, dass sie einen Mann wirklich liebt, wenn sie zum Sex bereit ist.

LENA: Ausgerechnet du musst das sagen!

JUDITH: Bleiben wir bitte sachlich! Was Melia sagt, ist ja nicht falsch. Ich finde, da ist die deutsche Sprache für Autisten wenig hilfreich. Sex wird oft mit „Liebe machen“ umschrieben. Für jemanden, der vieles wortwörtlich versteht, ist es sicher sehr irreführend, wenn die Frau nur an einem one-night-stand interessiert ist.

AUTOR: Schön gesagt, Judith. Aber die Sache ist in Wahrheit noch viel vertrackter. Ich wusste damals noch nicht, dass Zuneigung auf verschiedenen Ebenen stattfindet. Nehmen wir zum Beispiel die Schwärmerei. Sie ist zweifellos ein Ausdruck von Zuneigung, allerdings auf der untersten Ebene. Sie ist nicht besonders tief und wird in der Regel nicht erwidert – oder darf nicht erwidert werden.

KAROLA: Zum Beispiel, wenn eine Schülerin einen Lehrer anhimmelt?

AUTOR: Ein gutes Beispiel. Schwärmerei mangelt es an der Vertrautheit, die nötig ist, um sich verlieben zu können. Was ist auf der zweiten Ebene anders? Nun, die Verliebtheit hat wesentlich mehr mit emotionalen und physiologischen Faktoren zu tun als die Schwärmerei. Die Sexualhormone bringen den Blutkreislauf gehörig auf Touren und sorgen für das typische Gefühlsspektrum: Der oder die Verliebte befindet sich in einer Art euphorischem Ausnahmezustand. Er oder sie verspürt die berühmten „Schmetterlinge im Bauch“ (oder sind es Flugzeuge?).

Die flatterhafte Aufgeregtheit von Verliebten ist meist nicht von Dauer. Wenn doch, könnte es sich zu einem Gefühl tief empfundener Zuneigung entwickeln, das man Liebe nennt. Nur hier, auf der dritten Ebene, können Vertrauen und Geborgenheit entstehen. Es hat lange gedauert, bis ich hinter diese Zusammenhänge kam. Erst als ich Saskia kennenlernte, wurde mir der Unterschied vollkommen klar.

KAROLA: Ich muss trotzdem an Pias Frage anknüpfen: Warum hat es so furchtbar lange gedauert?

AUTOR: Da es uns Menschen im Autismus-Spektrum nur sehr begrenzt möglich ist, sich den emotionalen Zustand neurotypischer Menschen zu erschließen (Theory of Mind), bleiben wir stets in einem Kokon aus Unsicherheit gefangen. Für viele von uns existieren die drei Ebenen der Zuneigung nicht wirklich. Wir nehmen sie eher als eine Rampe mit gleitenden Übergängen wahr. Alles bleibt diffus. Emotionen und Gefühle werden wie Teile eines Puzzles gesammelt, aber nicht zu einem stimmigen Bild zusammengesetzt (Theorie der Zentralen Kohärenz[18]). Deshalb können wir nur schwer durchschauen, ob es sich um rein freundschaftliche Signale handelt oder ob ernsthaftere Absichten dahinterstecken. Aber auch die nehmen wir oft nicht wahr, weil wir die Erlaubersignale nur schwer entschlüsseln und die Erwartungshaltung dahinter nicht erkennen können. Oft brauchen wir andere Menschen, um unsere eigenen Gefühle zu klären. Wir brauchen Menschen, die uns nicht ihre Meinung entgegenhalten, sondern uns helfen, unsere eigene zu finden.

LENA: Wir waren sehr lange befreundet, aber ich war die meiste Zeit zu sehr mit meinen eigenen Problemen beschäftigt, um auf deine aufmerksam zu werden. Ich hätte dir gerne geholfen, aber letztlich waren wir dann doch zu verschieden.

AUTOR: So ist es mir mit Ewa ergangen. Interessant, dass das auch neurotypischen Menschen passiert!

KAROLA: Was du über die zweite Ebene, über die Verliebtheit gesagt hast: Bei mir war es so. Ich war in dich „verknallt". Vom ersten Augenblick an fand ich dich attraktiv. „Pat und Patachon" haben das ganz richtig erkannt. Aber meine Liebe galt eben auch meinem Freund. Weil ich ihn nicht verlieren wollte, durfte ich mich dir nicht total hingeben. Auch wenn ich es gerne getan hätte.

AUTOR: Danke übrigens für deine damalige Aufrichtigkeit. Deine Sozialkompetenz erschöpfte sich nicht in der Flucht in eine Notlüge. Das hat mir imponiert.

KAROLA: Wer weiß, vielleicht hätte ich mich sogar für dich entschieden. [denkt nach] Nein, sicher nicht. So eine Vertrautheit wie zwischen mei-

18 „Die meisten Menschen haben eine stark ausgeprägte zentrale Kohärenz und neigen dazu, das Ganze zu sehen und nicht die einzelnen Teile." (Frith 2013, S. 144) „Bei Menschen aus dem Autismus-Spektrum ist die zentrale Kohärenz oft nur schwach ausgeprägt, wodurch ihre Wahrnehmung eher auf einzelne Details als auf Zusammenhänge fokussiert ist." (Lache 2016, S. 20)

nem Freund und mir, die war mit dir nicht zu haben. Das reizte mich zwar an dir, auch wenn ich damit in eine emotionale Sackgasse lief. Doch am Ende war es eine Beziehung wie über einen hohen Gartenzaun hinweg. Heute weiß ich, woran das lag.

FIONA: Ich hatte ja ebenfalls einen festen Freund, den ich nicht verlieren wollte. Das schließt doch aber nicht aus, dass ich mir zu dir ein entspanntes, freundschaftliches Verhältnis wie zu den anderen Jungs in meinem Kurs wünschte. Ich wollte einfach nur ein gutes, kameradschaftliches Verhältnis zu dir. Es tut mir sehr leid, dass du mich damals so unglücklich missverstanden hast. Immerhin kenne ich jetzt die Gründe.

AUTOR: Tja, leider gab es auch in deinem Fall eine Diskrepanz zwischen äußerer Erscheinung und innerem Zustand.

PIA: Mir ging es ganz ähnlich wie Karola. Auch ich fühlte mich sehr zu dir hingezogen, ziemlich heftig sogar. Und ich hatte keinen Freund, auf den ich hätte Rücksicht nehmen müssen. Du warst für mich wirklich der Mann meiner Träume.

AUTOR: Glaube mir, dein Brief hat mich wirklich sehr bewegt.

PIA: Ich habe es dir in diesem Weinlokal auch immer wieder gesagt. Genau wie du war ich damals allein, weil es auch für mich nicht einfach war, jemanden zu finden, der mich so akzeptiert, wie ich bin. Ich wollte dich, weil du mir gefielst und weil ich glaubte, dass es etwas mit uns werden könnte. Dein Rückzug hat mich sehr geschmerzt. Doch wie du schon sagtest: Le temps adoucit tout.

AUTOR: [schweigt (etwas) betreten]

ORELLA: Wie sich die Situationen gleichen! Als w i r uns trafen, stand plötzlich ein schlanker, hochgewachsener junger Mann vor mir. Ich war mir so sicher: Der ist es, den musst du dir schnappen!

AUTOR: Man kann sich nie sicher sein, ob man sich falsch oder richtig entscheidet, aber man kann spüren, wenn es für einen nicht passt.

ORELLA: Leider warst du nicht einmal bereit, es mit uns wenigstens zu versuchen. Wie war es bei dir, Ilka? Da scheint es ja ein wenig anders abgelaufen zu sein.

ILKA: Naja, Jahn belegte denselben Kurs wie ich und Judith, aber er machte sich scheinbar nichts aus uns und den drei, vier anderen Mädchen. Er war immer sehr reserviert, fast schüchtern. Hat sich nie auf Feten blicken lassen oder sich in den Pausen mit uns unterhalten. Ein sehr spröder Typ, der nur etwas sagte, wenn es unbedingt sein musste. Pokerface wie Clint Eastwood, nur nicht so cool. Da habe ich ihn eben ein wenig provoziert ...

AUTOR: Du hast mir hinterhergepfiffen, wie es sonst nur unanständige junge Männer bei Frauen machen. [ahmt den Pfiff nach]

ILKA: … und ich glaube, das war es, was ihn schließlich aus der Reserve gelockt hat. Plötzlich hat er sich für mich interessiert.

JUDITH: Und? Wolltest du ihm eine Chance geben? Das Herz mit deinem Namen auf seinem Tisch war ja wohl eindeutig.

ILKA: Ich habe ihn eingeladen, bin mit ihm Motorrad gefahren, wollte mit ihm ins Kino gehen. Als das alles zu nichts führte, habe ich ihm ins Gewissen geredet. Es folgte dann aber doch bald die Ernüchterung. Bianca, du scheinst das ja auch kennengelernt zu haben …

AUTOR: Darüber reden wir gleich. Vorher möchte ich noch sagen, dass ich mich oft gewundert habe, wie viele Mädchen und Frauen mir in meinem Leben schon gewogen waren oder wohlgesonnen auf mich zugegangen sind. Das war mir auch deshalb stets ein Rätsel, weil es am Ende doch nie zu einer festen Freundschaft, geschweige denn zu mehr gereicht hat.

Noch vor drei Jahren unternahm Tessa, eine Arbeitskollegin um die fünfzig, bereits nach wenigen Tagen an meinem neuen Arbeitsplatz den Versuch, bei mir, dem über zehn Jahre älteren, „auf den Busch zu klopfen". Beinahe verschwörerisch vertraute sie mir an, dass sie ihren Mädchenname wieder angenommen habe. „Auf mich wartet keiner mehr", lies sie mich mit einer Offenheit wissen, die nach all meinen Erfahrungen für mich nun keine Überraschung mehr sein konnte.

LENA: Da sieht man mal wieder, dass reifere Männer mit graumeliertem Haar wenig an Attraktivität einbüßen. Im Gegenteil …

SASKIA: Das kommt eher davon, dass sich Frauen immer gleich etwas ausrechnen, wenn ein Mann keinen Ehering trägt.

AUTOR: Das muss nicht am fehlenden Ehering liegen. Heute weiß ich, dass Asperger-Männer mit ihrer naiv-schüchternen Art Frauen neugierig machen. Die markante Mischung aus emotionsfreier, logischer Kommunikation und einer seltsam unsicher wirkenden Körpersprache wirkt auf gewisse Weise anziehend auf manche Frauen. Kommt es zur ersten Fühlungnahme, wird die Sache erst recht spannend. Die Autorin Eva Daniels, die zahlreiche Partnerinnen von Asperger-Männern befragt hat, schreibt: „Ihre Bemühungen, die Frau ihrer Wünsche kennenzulernen, sind oft ungewöhnlich. Die meisten haben exakte Vorstellungen über Aussehen, Intelligenz oder auch Lebensweise der zukünftigen Partnerin, von denen sie kaum abweichen." (Daniels 2015, S. 25)

LENA: Aha, das Beuteschema!

AUTOR: Exakt. Für manche Aspies scheinen am Nutzen orientierte „Testfahrten" wie mit einem zur Anschaffung ins Auge gefassten Fahrzeug wichtige Entscheidungskriterien bei der Wahl ihrer Partnerinnen zu sein (Schmidt 2012, S. 69f.). Sicher gibt es Frauen, die es wenig taktvoll finden, wie auf einem Sklavenmarkt nahezu ausschließlich nach ihrer „Brauchbarkeit" unter die Lupe genommen zu werden.

SASKIA: Immerhin gibt es welche, die das hinnehmen.

PIA: Das spricht doch sehr für die Anziehungskraft, die von einem Asperger-Mann ausgehen kann.

AUTOR: Warte erst mal ab, was noch kommt. Denn bei Daniels heißt es weiter: „Alle Frauen haben sofort erkannt, dass sie einen bemerkenswert außergewöhnlichen Menschen getroffen haben. Nicht klar war ihnen, dass sie einem menschlichen Hochleistungs-Prozessor begegnet sind." (Daniels 2015, S. 25)

KAROLA: Das war mir in der Tat nicht so klar. Aber dann warst du eben ein netter und liebenswerter Hochleistungsprozessor. Und du hattest rein gar nichts von einem Machotypen. Das mochte ich an dir.

AUTOR: Danke für die Blumen. Der britische Psychologe Tony Attwood bestätigt übrigens deine Wahrnehmung: „Frauen beschreiben ihren ersten Eindruck eines Mannes mit Asperger so, dass er sehr nett, aufmerksam und leicht unreif wirkt [...] Manchmal entwickelt sie [die Frau; Anm. d. Verfassers] in Bezug auf seine sozialen Ungeschicklichkeiten mütterliche Gefühle [...] Solche Männer können auch dafür bewundert werden, dass sie sagen, was sie denken, und dass sie einen Sinn für soziale Gerechtigkeit und starke moralische Überzeugungen haben." (Attwood 2012 in: Daniels 2015, S. 25f.)

SASKIA: Das kann ich bestätigen. Jahn würde am liebsten die ganze Welt reformieren. Er ist ein Gutmensch[19] im besten Sinne des Wortes. Wenn er alle Jubeljahre mal e i n e n Strafzettel bekommt, regt er sich maßlos über seine „vielen" Verstöße gegen die Straßenverkehrsordnung auf. Dabei begeht er sie nur, weil er beim Fahren vor lauter Nachdenken über die StVO die Geschwindigkeitsbegrenzungen übersieht.

BIANCA: Du liebe Zeit! Andere haben am Jahresende mehr Knöllchen als Tankstellenbelege – und es juckt sie kein Bisschen. [lacht]

19 Nach Siegfried Jäger wird der Begriff „Gutmensch" seit den 1980er Jahren als abschätzige Bezeichnung für Personen verwendet, „die humanistische, altruistische, auch religiös-mitmenschliche Lebensziele und Argumente höher einschätzen als utilitaristische und ihr Handeln, ihre Politik, ihr Leben danach ausrichten". https://de.linkfang.org/wiki/Gutmenschen (05.09.2020)

ORELLA: Oder sie haben mehr Punkte in Flensburg als Euro auf dem Konto! [alle lachen]

AUTOR: Welch Witz, welch Witz! Ich werde später darüber lachen. Zuvor möchte ich mich an Bianca wenden. Es ist mir selbst nach 46 Jahren noch nicht klar, weshalb sie sich immer wieder mit mir abgegeben hat. Wir sind uns in jungen Jahren zeitweilig recht nahe gekommen. Nicht unbedingt im körperlichen Sinne, wohl aber auf der freundschaftlichen Ebene. Ich kann nur Mutmaßungen darüber anstellen, ob wir uns auch auf der zweiten Ebene hätten begegnen können. Ich halte das aus heutiger Sicht für möglich. Das wäre eine Erklärung für deine Versuche, Bianca, ungeachtet des ausbleibenden Erfolges zum Kern meines Wesens vorzudringen. Aus welchem Grund auch immer, vielleicht warst du von allen meinen frühen Freundinnen dem Menschen hinter dem geheimnisvollen Gartenzaun am dichtesten auf der Spur. Ich rechne es dir übrigens hoch an, dass du mir all die Jahre die Freundschaft gehalten hast.

BIANCA: Ich weiß nicht, ob es mir damals möglich gewesen wäre, was Saskia gelungen ist. Ich ahnte ja nichts von deiner Besonderheit. Mir ging es wie den meisten hier: Ich suchte deine Gesellschaft, weil ich dich näher kennenlernen, ein freundschaftliches Verhältnis zu dir pflegen wollte. Vielleicht war es manchmal auch ein wenig mehr. Tony Attwood wird wohl Recht haben. Doch wie Karola so schön sagte: Es ging nur über den Gartenzaun hinweg. Du selbst warst zu schüchtern, um durch das Gartentor auf einen zu zu kommen. Was sollte ich da machen?

AUTOR: Das nennt man wohl ein klassisches Dilemma. Ohne eine Garantie einer eindeutigen Haltung, Bianca, blieb mir nicht viel mehr, als „auf dem platonischen Zaun einen Balanceakt zu wagen, für den (mir) die schwindelfreie Sicherheit fehlte“ (Kraus 2001, S. 83).

Aber lass mich auf deine Einschätzung, ich sei zu schüchtern gewesen, zurückkommen. Menschen mit AS gelten in der Tat als extrem schüchtern. Aber das ist meiner Ansicht nach eine Fehleinschätzung. In einem Buch über Kommunikation im Autismus-Spektrum lesen wir folgende hübsche Definition: „Schüchterne Menschen [ohne AS; Anm. d. Verfassers] verstehen die sozialen Regeln, trauen sich aber nicht, sie anzuwenden. Menschen mit AS würden sich trauen sie anzuwenden, verstehen sie aber nicht und können sie deshalb nicht anwenden.“ (Rogers 2006, S. 143f.) Das konntest du nicht wissen. Das konnte damals niemand wissen. Ich wusste ja selbst nicht, was mit mir los war.

ROSANNA: Es mag sein, dass man vieles über die Ursache deiner besonderen Persönlichkeit nicht wissen konnte. Dennoch behaupte ich, dass es möglich war, aus deinem Verhalten gewisse Schlüsse zu ziehen.

LENA: Meinst Du die Sache mit der abgebrochenen Schwangerschaft?

ROSANNA: Ich meine noch ganz andere Sachen! Für mich war Jahn trotz all seiner unbestrittenen Sorgfalt und Genauigkeit im Beruf und bei seinen Hobbies in vielen lebenspraktischen Dingen erstaunlich unbedarft. Da stellt man sich als Frau durchaus die Frage, ob so ein Partner mit der Rolle als Vater und Familienoberhaupt nicht überfordert sein könnte.

KAROLA: Aber reicht der bloße Verdacht aus, um sich für eine so radikale und folgenreiche Lösung wie die Abtreibung zu entscheiden?

JUDITH: Immerhin hat dein Entschluss maßgeblich zum Auseinanderbrechen eurer Beziehung geführt. Das darf man nicht außer Acht lassen.

PIA: Und dann dieser Mangel an Vertrauensvorschuss! Das muss einen von Gewohnheiten so abhängigen Menschen wie Jahn tief getroffen haben, wenn er nach gut einem Jahrzehnt einen Ausweg aus der Beziehung mit dir gesucht hat.

AUTOR: Bitte jetzt bloß keine Schuldzuweisungen! Machen wir uns nichts vor: Das Leben mit Asperger ist zwar kein Vergnügen, das Leben mit einem Asperger-Mann kann aber ebenfalls ganz schön anstrengend sein.

SASKIA: [nickt vielsagend]

AUTOR: Nicht jede Frau toleriert auf Dauer, dass ihr Partner ihre Bedürfnisse nicht intuitiv erkennen kann.

PIA: Auch die elementaren Bedürfnisse nicht? Ich meine, jeder weiß doch, was in einer Beziehung zwischen Mann und Frau abgeht. Jetzt mal ohne die ganz extravaganten Sachen …

AUTOR: … wie Sado-Maso-Spielchen, ich weiß. Als Antwort auf deine Frage zitiere ich aus dem Buch „Geliebter Fremder“: „Wer in den Arm genommen werden möchte, muss diesen Wunsch äußern. Wer einen Kuss möchte, muss ihn sich holen. Wer verführt werden möchte, muss damit anfangen.“ (Daniels 2015) Da sind jede Menge Wissen, Verständnis und Durchhaltevermögen auf Seiten der Partnerin gefragt. Sie muss in die für sie fremde Asperger-Welt eintauchen wollen und sich darin bewegen können. Ihr Partner wird nicht zum neurotypischen Menschen werden, weil er es nicht k a n n. Die Autorin des Buches nennt es nicht ohne Grund einen „Balanceakt zwischen der Liebe zum AS-Partner und der eigenen Frustration“.

EWA: Du meine Güte, das klingt ja nicht gerade nach einer romantischen Beziehung!

AUTOR: Zunächst schätzen manche Frauen durchaus die Vorzüge ihres AS-Partners. Sie können sich dem Reiz seiner scheinbar „melancholischen Entrücktheit“ (Tukur 2019, S. 74) nur schwer entziehen. Doch manche ertragen die gewöhnungsbedürftige oder gar belastende Andersartigkeit auf die Dauer nicht. Wenn die Seele nicht Schaden nehmen will, dann bleibt eben nur die Trennung. Das ist ohnehin ehrlicher, als sich ständig etwas vorzumachen.

ILKA: Oder sich andauernd zu etwas zu zwingen.

BIANCA: Das ist dir mit Saskia zum Glück erspart geblieben. In meinen Augen ist sie ein Engel. Du solltest ihr ein Denkmal setzen!

KAROLA: Dann fragen wir doch einmal den Engel: Saskia, du und Jahn seid nun schon 26 Jahre ein Paar. Offensichtlich funktioniert eure Beziehung ganz gut. Wie schwer oder leicht war es für dich, mit Jahn eine offensichtlich tragfähige Lebensgemeinschaft aufzubauen?

SASKIA: Ich musste etwas nachhelfen! [lacht] Wenn ich nicht die Initiative ergriffen hätte, wäre von ihm wahrscheinlich nie ein Anruf oder ein Brief gekommen.

AUTOR: Da wir Hunderte von Kilometern voneinander entfernt wohnten, kommunizierten wir zunächst meist schriftlich. Das war für mich sehr von Vorteil, weil die belastenden Umstände eines mündlichen Dialogs zunächst wegfielen. Ich konnte mich also recht gut auf unser entscheidendes Treffen vorbereiten.

SASKIA: Das habe ich gemerkt. So gesprächig habe ich dich selten erlebt. Schon gar nicht im Beisein anderer Menschen.

ROSANNA: Dafür lege ich meine Hand ins Feuer!

LENA: Ihr müsst euch ziemlich schnell auf Ebene drei begegnet sein. Wie hast du es angestellt, dass es zwischen euch „gefunkt“ hat?

SASKIA: Wie gesagt, ich habe Jahn immer ein wenig auf die Sprünge geholfen. So nach und nach ist er dann mutiger geworden, hat sich getraut, mich anzufassen oder mir einen Kuss zu geben. Ins Bett habe ich ihn allerdings nur bekommen, indem ich bei einer unserer Verabredungen auf einem Doppelzimmer bestanden habe. Sonst hätte er sicher getrennte Zimmer gebucht. [lacht]

PIA: Mit den existenziellen Engpässen, die Jahns Besonderheit mit sich brachte, kam es ja auch zu einer enormen Beeinträchtigung eures anscheinend so glücklichen Liebeslebens. Wie habt ihr das nur verkraftet?

SASKIA: Ach weißt du, das Ausklammern von Sexualität betrifft ja viel mehr Paare, als man denkt.

AUTOR: Wir waren damals ja schon etwas reifere Semester. Und es sind ja nicht nur Frauen von einer Hormonumstellung betroffen. Auch Männer können so etwas wie eine „Andropause“ haben. In beiden „Pausen“ gleicht Progesteron den sinkenden Östrogen- und Testosteronspiegel aus. Das nimmt gewissermaßen den Druck aus dem Kessel. Wenn ihr versteht, was ich meine …

SASKIA: Von den Hormonen einmal abgesehen: Auch eine anhaltend unsichere berufliche Zukunft, mehrmals erlebte Arbeitslosigkeit, Mobbing und prekäre finanzielle Verhältnisse können sich wie eine eiskalte Dusche auf das Liebesleben auswirken. Immerhin hattest du wegen dieser Stressbelastungen zwei mittelschwere depressive Episoden! Für mich und unseren Sohn war das eine furchtbare Zeit.

AUTOR: Hör mir bloß auf! Mir wird jetzt noch übel, wenn ich an diese Jahre denke.

KAROLA: Vor der Krise wusste Saskia ja noch nichts über deine Besonderheit. Hat sie sich nicht manchmal gefragt, warum du so anders bist?

AUTOR: Diese Frage richtest du am besten an Saskia selbst.

SASKIA: Das habe ich mich mehr als einmal gefragt. Zum Beispiel wurde mir bald klar, dass ich mit Jahn für immer auf jedes Tanzvergnügen würde verzichten müssen. Er ist eben nicht Peter [Schmidt; Anm. d. Verfassers], sondern Jahn.

AUTOR: Die motorischen Fähigkeiten autistischer Menschen sind eben sehr unterschiedlich ausgeprägt …[20]

SASKIA: Das hast du sehr diplomatisch ausgedrückt. Jahn hat nämlich zwei linke Beine, müsst ihr wissen.

AUTOR: Und diese zwei linken Beine sind zudem ausgesprochene Individualisten. Sie halten beim Tanzen nichts von koordinierter Zusammenarbeit. Schon gar nicht, wenn sie auch noch auf Saskias Füße Rücksicht nehmen müssen. Ich kann mich glücklich schätzen, dass meine Hände bei dem, was sie an der Gitarre veranstalten, zu brüderlicher Kooperation fähig sind.

---

20 „Ungelenke und linkische Bewegungen [können] bei Autist_innen mit höherem Intelligenzniveau häufiger auftreten.“ (Lache 2016, S. 28)

KAROLA: Mal abgesehen von der fehlenden Harmonie beim Tanzen: Ihr müsst doch eine gemeinsame Sprache gefunden haben, die es euch beiden ermöglicht, zu verstehen, was der andere möchte?

SASKIA: Eine gemeinsame Sprache im eigentlichen Sinne sicher nicht. Stelle dir vor, du wärst eine Ethnologin, die mit dem Vertreter eines exotischen Volksstammes aus Neuguinea zusammen lebt, um seine Sitten und Gebräuche kennenzulernen. Das kann wesentlich aufschlussreicher sein als seine Sprache zu erlernen. Wer sich als neurotypische Frau in der Welt eines Autisten bewegt, entdeckt eine neue, zum Teil völlig andere Art der Kommunikation. Sie ist anders, aber sie funktioniert, wenn man sich auf sie einlässt.

AUTOR: Für Menschen, die darin zu lesen verstehen, sind Autist*innen wie offene Bücher. „[Es] gibt nichts, was autistische Menschen verbergen könnten." (Seng 2020, S. 188) Mal ehrlich: Wünscht sich das nicht jede Frau von ihrem Partner?

PIA: Ein paar Geheimnisse tun jeder Beziehung gut.

BIANCA: Saskia, wenn du Jahn mit einem Satz charakterisieren müsstest, wie würde dieser Satz lauten?

SASKIA: In einem Roman habe ich ein Charakterbild gefunden, das ganz gut auf Jahn zutrifft: „Es war ja nicht, dass er nichts fühlte, er konnte sich freuen und ausgelassen sein, er empfand auch so etwas wie Wut und Mitleid, aber doch gleichzeitig auch immer eine gewisse Entfernung zu allen seelischen Affekten, ganz so, als sortierte eine Art Filter in ihm aus, was seine Seele überfordern oder auch nur in den geringsten emotionalen Aufruhr versetzen könnte." (Tukur 2019, S. 17)

EWA: Und unter diesen Umständen ist Kommunikation möglich?

SASKIA: Wir haben es irgendwie hinbekommen. Natürlich mussten wir Kompromisse finden, die wir beide akzeptieren können. Trotzdem geht Jahn manchmal immer noch davon aus, dass andere wissen, was er denkt und fühlt, während es andersherum viel schwieriger ist. Ich habe mir angewöhnt, es sportlich zu nehmen.

AUTOR: Aber wie bei jeder sportlichen Betätigung gibt es Momente, da brauche ich eine Auszeit.

SASKIA: Da hört ihr es! Er redet schon wieder nur von sich. Dass auch ich hin und wieder eine Auszeit brauche, kommt ihm nicht in den Sinn. Das muss ich ihm dann sagen.

CORA: Echt anstrengend, wenn man so verschieden ist. Das wäre nichts für mich.

SASKIA: Niemand hat behauptet, dass es immer ganz leicht ist. Aber „Liebende sind letztlich immer trotzdem zusammen“, sagt der Paartherapeut Oskar Holzberg. [sinnt nach]

… Andererseits gibt es auch eine verblüffende Seelenverwandtschaft zwischen Jahn und mir. Das hat mich schon beim gegenseitigen Kennenlernen immer wieder verblüfft.

JUDITH: Die „Saite“, die euch verbindet?

SASKIA: So empfinde ich es. Und es ist schön, einen Partner zu haben, der auf der gleichen Wellenlänge schwingt wie du selbst, Asperger hin oder her.

AUTOR: Ich glaube, diese „Saite“ ist das magische Moment in unserer Beziehung. Sie hält uns zusammen, in guten wie in schlechten Zeiten, die es leider auch gab. (Und das nicht zu knapp). Bei Saskia verspüre ich immer eine sehr weitreichende, verlässliche Zuneigung, die auch große Nähe zulässt. Ich glaube, ich sollte ihr wirklich ein Denkmal setzen.

BIANCA: Meine Rede!

SASKIA: Lasst mal, auf ein Denkmal kacken eh nur die Tauben …

PIA: Auch wenn ich Jahn seinerzeit wahnsinnig gerne für mich gewonnen hätte: Jetzt bin ich mir doch nicht mehr so sicher, ob ich für ihn die Richtige gewesen wäre.

SASKIA: Ich würde es umgekehrt formulieren: Jahn wäre wahrscheinlich wirklich kein passender Partner für dich gewesen. Vitale Zügellosigkeit geht ihm völlig ab. Er muss stets alles bis auf's i-Tüpfelchen planen und kontrollieren. Wahrscheinlich ist aber gerade seine disziplinierte Selbstkontrolle der Grund für seine tiefen Empfindungen, an denen ich Anteil haben durfte.

ROSANNA: Für dich war es also kein Problem, ihn als Vater deines Kindes zu akzeptieren?

SASKIA: Entschuldige, wenn ich dich korrigiere: Es ist unser Kind. Ja, wir wollten eine Familie gründen. Es war unser Wunsch, ein gemeinsames Kind zu haben. Zweifel, wie du sie hattest, gab es nie.

AUTOR: Dabei hätte es Anlass zur Skepsis genug gegeben. Wir traten damals in eine höchst unsichere Lebensphase ein. Die Entscheidung, eine Familie zu gründen, war schon mutig, um nicht zu sagen: Sie war ein wenig riskant.

SASKIA: Aber sie konnte auch nicht mehr aufgeschoben werden.

AUTOR: Die biologische Uhr, ich weiß.

ROSANNA: Das erklärt natürlich vieles …

AUTOR: Aber nicht alles.

ROSANNA: Hättet ihr euch eigentlich auch für ein Kind entschieden, wenn euch Jahns Asperger-Diagnose bereits bekannt gewesen wäre?

SASKIA: Die Frage ist legitim. Ich denke, wir hätten uns auf jeden Fall sehr gründlich mit dem Thema auseinandergesetzt, hätten das Für und Wider sorgfältig gegeneinander abgewogen. Asperger zählt ja zum „subklinischen" Autismus, einer eher „milden" Variante, die oft nicht wahrgenommen wird, da sie als vermeintlich kauziges Verhalten getarnt in Erscheinung tritt. Das ist auch der Grund, weshalb Jahns „Diagnose" so spät erfolgte.

AUTOR: Zudem hat sich die Sichtweise auf das Phänomen Autismus in den letzten zwanzig Jahren stark gewandelt.

SASKIA: Mag sein. Doch um ganz ehrlich zu sein: Ich muss Rosanna die Antwort schuldig bleiben.

AUTOR: Ich gebe zu, das ist ein weites Feld.

ROSANNA: Dann bleiben wir eben bei den unumstößlichen Tatsachen.

AUTOR: Und die sind?

ROSANNA: Du hast dein kleines Kind wiederholt in eine brenzlige Situation gebracht. Das ist es, was ich mit Verantwortungslosigkeit meine.

AUTOR: Mag sein, dass ich ihm anfangs für sein Alter etwas zu viel zugemutet habe. Mit einer Ausnahme (aus der ich eine Lehre gezogen habe) war ich jedoch immer vor Ort, um einzugreifen, falls es die Lage erfordern sollte. Ich finde, man sollte kleine Kinder schon früh auf den selbstständigen Umgang mit potenziell brenzligen Situationen vorbereiten. „Was Hänschen nicht lernt, lernt Hans nimmermehr", so heißt es doch. Übrigens stehe ich mit dieser Auffassung nicht allein (Schmidt 2012, S. 168f.).

SASKIA: Wenn ich Jahn misstraut oder es ihm nicht zugetraut hätte, hätte ich ihn nicht immer wieder allein mit unserem Sohn in Urlaub fahren lassen, selbst als der schon etwas älter und verständiger war. Da gibt es ganz andere Zeitgenoss*innen, die ihre Kleinkinder bei 50 °C Innentemperatur im Auto einsperren, um ohne quengelnde Begleitung shoppen zu gehen. Jahn hätte unser Kind auch niemals auf dem Fahrrad hinter sich herfahren lassen, wo er es nicht im Blickfeld hat.

JUDITH: Mich beschäftigt noch eine andere Frage. Ob sie mir Jahn direkt beantworten kann?

AUTOR: Nur zu, Judith! Deshalb sitze ich ja hier.

JUDITH: Wer dieses Buch und andere Texte von dir aufmerksam liest, dem fallen einige Passagen voller Ironie, manchmal auch voller Sarkasmus auf. Nach allem, was ich jetzt über Autismus weiß, ist dieses Stilmittel sehr ungewöhnlich für jemanden, dem das Verständnis von Ironie und Metaphern Schwierigkeiten bereitet.

AUTOR: Gut erkannt, Judith. Über die reduzierte Fähigkeit zur Interpretation von Metaphern, Ironie und anderen nichtwörtlichen Sprechakten wurde in der Tat viel geschrieben und spekuliert (Riedel 2015, S. 350ff.). Um es gleich vorwegzunehmen: Auch hier gilt der Grundsatz, dass sich die Stärken und Schwächen von Aspies eben n i c h t gleichen wie ein Ei dem anderen. Zwei Beispiele: Einer meiner Autorenkollegen ist mit einem phänomenalen Orientierungssinn gesegnet (Schmidt 2014, S. 54f.). Ich hingegen könnte mich im eigenen Vorgarten hoffnungslos verlaufen. Ein anderer Kollege ist studierter Mathematiker (Seng 2010, S. 9). Ich dagegen brauche zum Rechnen fast noch die Finger. Was ihm eine elegante Lösung einer Gleichung ist, ist mir eine treffende Formulierung. Seine Schreibe ist allerdings auch nicht von schlechten Eltern …

SASKIA: Buchstaben haben für dich eben eine sehr viel höhere Wertigkeit als Zahlen.

KAROLA: Wie sind so erstaunliche Unterschiede in den Eigenschaften und Fähigkeiten von Autisten mit vergleichbarer Ausbildung überhaupt möglich?

AUTOR: Nun, autistisches Denken basiert nach Temple Grandin[21] auf drei unterschiedlichen Denksprachen: Visuelles oder Bilderdenken, Denken in Mustern und Strukturen sowie Wort-Fakten-Denken (diese Denkmuster können auch in unterschiedlichen Kombinationen auftreten). Als vornehmlich wort- und textorientierter Denker habe ich mich schon früh von Sprache und Texten angezogen gefühlt. (Vor allem das geschriebene Wort in Form von Büchern hat mich mein Leben lang magisch angezogen und fasziniert.) Ich war stets ein begeisterter Leser. Selbst staubtrockene Wörterbücher gehören noch heute zu meiner bevorzugten Lektüre. Die Literatur und die Lust am Schreiben haben mir sicher sehr geholfen, einen eigenen, einigermaßen lesbaren Stil zu entwickeln, ohne mich – wie ich hoffe – dabei selbst zu ernst zu nehmen.

ILKA: (Lesbar war er schon früher.) Ich erinnere mich, dass Jahns Beitrag zu einem Aufsatzwettbewerb im Leistungskurs Deutsch im Jahrbuch unserer Schule veröffentlicht wurde. Das war 1980!

---

21 Temple Grandin (*1947, USA): Autistische Dozentin und Autorin.

BIANCA: Ich weiß noch von anderen Wettbewerbsteilnahmen, die Jahn gewonnen hat. Sein Schreibstiel war schon immer sehr ungewöhnlich, komplex und fesselnd. Jahns Begabung, was das Schreiben und Zeichnen betrifft, hat mich sehr beeindruckt.

AUTOR: [etwas verlegen] Nun übertreibt mal nicht! So viele Lorbeerblätter können auf meinem Kopf gar keinen Platz finden. Aber eines ist wahr: Ich habe mich schon früh mit Textanalyse beschäftigt. Dieser gewisse „Draht" zur Belletristik war der Grund, weshalb ich mich für den Leistungskurs Deutsch und für die Begleitkurse Literatur und Philosophie entschieden hatte. Vier Jahrzehnte später wurden mir denn auch in meiner Diagnose „Asperger-Syndrom im Erwachsenenalter" überdurchschnittliche Stärken im Sprachverständnis attestiert.

JUDITH: Solche „Diagnosen" ließe ich mir auch gefallen. [lacht]

AUTOR: Wer weiß, ob mir diese Veranlagung auch als neurotypischer Mensch mit auf den Weg gegeben worden wäre. Wie dem auch sei: Ohne diese Gabe wäre es mir vielleicht nie möglich gewesen, die tiefere Bedeutung von Scherz, Satire und Ironie zu erfassen. Durch Autoren wie Busch,[22] Grabbe,[23] Heine[24] und Tucholsky[25] bin ich auf dieses unglaublich spannende Feld aufmerksam geworden. Da lag ein Schatz begraben, den ich unbedingt heben wollte. Gero von Wilperts präzise Definition der Ironie lieferte den Schlüssel, beziehungsweise die Schaufel dazu.[26]

BIANCA: Ein schönes Bild: Du mit einer Schaufel auf einem Feld ...

ILKA: Wie ein Schatzsucher.

AUTOR: Und mit diesem Bild möchte ich das Symposion beschließen. Wir diskutieren jetzt schon nahezu eine Stunde.

Nehmt es mir bitte nicht übel, aber ...

SASKIA: ... jetzt brauchst du eine Auszeit.

AUTOR: Wir sind wie immer einer Meinung.

SASKIA: Spar dir deinen Sarkasmus.

---

22 Wilhelm Busch (1832-1908): Zeichner, Maler und Satiriker.

23 Christian Dietrich Grabbe (1801-1836): Dramatiker und Verfasser des Bühnenstückes „Scherz, Satire, Ironie und ihre tiefere Bedeutung".

24 Christian Johann Heinrich Heine (1797-1856): Journalist und Schriftsteller.

25 Kurt Tucholsky (1890-1935): Journalist, Schriftsteller, Satiriker und Kabarettautor.

26 Ironie ist „[...] die komische Vernichtung eines berechtigt oder unberechtigt Anerkennung Fordernden [...] durch Spott, Enthüllung der Hinfälligkeit, Lächerlichmachung unter dem Schein der Ernsthaftigkeit, der Billigung oder gar des Lobes, die in Wirklichkeit das Gegenteil des Gesagten meint" (Kraus 2001, S. 47).

AUTOR: Ich war nur ironisch!

SASKIA: Ich auch, Jahn. Ich auch …

AUTOR: Nun, dann danke ich euch allen für eure lebhafte Teilnahme an diesem Symposium. Das Schlusswort gebührt allerdings Platon. In der heutigen Zeit würde er es wohl so formulieren:

„Nun freilich starren Sinnes zu behaupten, dass das, was ich gesprochen habe, auch unbedingte Wahrheit sei, das schickt sich nicht für eine*n, der/die zu denken pflegt …“

Zu guter Letzt ...

Alles, was in diesem Buch geschildert wird (mit Ausnahme des abschließenden Dialogs), hat sich so zugetragen, auch wenn hier und da ein wenig gestrafft und gekürzt werden musste. Zeitgleiche Ereignisse wurden im Interesse einer flüssigeren Lesbarkeit in eine sinnvolle chronologische Reihenfolge gebracht. Zahlreiche erläuternde Kommentare und sachdienliche Hinweise findet man in den Fußnoten.

Als Quellen dienten mir meine Tagebuchaufzeichnungen der Jahre 1974 bis 1985 sowie Fotoalben, Schuljahrbücher, Briefe, elektronische Korrespondenzen und andere schriftliche Dokumente. Auch mein Gedächtnis erwies sich als noch recht verlässliche und brauchbare Datenbank.

Noch lebenden Personen – so sie denn zur Leserschaft zählen sollten – könnten Übereinstimmungen oder Ähnlichkeiten von Teilen ihrer Lebensgeschichten mit denen meiner Protagonist*innen auffallen. Das ist durchaus beabsichtigt. Anders ließe sich ein autobiografisches Buch gar nicht verwirklichen. Aber keine Bange: Zum Schutz aller Beteiligten wurden ihnen sämtlich andere Namen spendiert. Von einigen Ortsangaben, die als indirekte Hinweise hätten dienen können, wurde ebenfalls abgesehen.

Die meisten „Diskussionsbeiträge“ im fiktiven Symposium wurden den Teilnehmerinnen in den Mund gelegt, so wie Platon in seinen Dialogen stets seinem Mentor Sokrates die eigenen Überzeugungen in den Mund legte. Vereinzelt fanden auch authentische Zitate Verwendung, die jedoch nicht näher gekennzeichnet sind.

Es kommt nicht so sehr darauf an, ob die Protagonistinnen t a t s ä c h l i c h aus den von mir unterstellten Beweggründen argumentiert oder gehandelt haben. Ausschlaggebend ist einzig und allein, wie sich die Dinge aus meiner – autistischen – Sicht heraus dargestellt haben. Diese Sicht muss nicht zwangsläufig die wirklichen Absichten und Gedanken der Protagonistinnen widerspiegeln.

Um dem Vorwurf der Geschlechterdiskriminierung vorzubeugen, habe ich mich für Leser*innen, denen grammatisch problematische, frei erfundene oder autoritär verordnete Formen der Geschlechtsidentität (zum Beispiel Kolleg*innen, Ärzt*innen) wichtig sind, des so genannten Gender*Sternchens[1] bedient. Zitierte Autoren verwenden davon abweichend

---

1 Das Gender*Sternchen wird im Leitfaden Gendergerechte Sprache, herausgegeben von der Professur für Medienwissenschaft und Neuere Deutsche Literatur an der TU Dresden, empfohlen.

das Gender_Gap. Für Personen, die sich keinem Geschlecht zuordnen, existieren bislang keine Formulierungen, die sich innerhalb der deutschen Grammatik bewegen. Ich hoffe, sie fühlen sich nicht übergangen.

Danksagung

Ein Buch zu schreiben ist keine triviale Angelegenheit. Um mit einem halbwegs guten Gefühl hinter den allerletzten Satz einen Punkt setzen zu können, bedarf es zuvor der Ermunterung, der Anteilnahme, des Entgegenkommens und des Beistandes einer ganzen Reihe von Menschen. Ihnen allen gebührt meine Anerkennung.

Besonderen Dank schulde ich Prof. Dr. Georg Theunissen für seine einführenden Worte aus wissenschaftlicher Sicht. Gedankt sei auch Eva Daniels für ihre Anregung, neurotypischen Leser*innen einen so vielschichtigen Gegenstand wie Autismus auf eher vergnügliche Weise näherzubringen.

Sehr verbunden bin ich der Herausgeberin Dr. Brita Schirmer, die sich des Manuskripts kritisch, konstruktiv und vor allem mit einer großen Portion Geduld angenommen hat. Herrn Joachim Weidler und allen Mitarbeiter*innen seines Verlags ein Dankeschön dafür, dass dieses Buch nun vorliegt. Gedankt sei auch den namentlich ungenannten Hauptdarstellerinnen, die zeitweilig in das Schwerefeld meiner Lebensbahn geraten sind und mich kürzere oder längere Abschnitte begleitet haben.

Zu größtem Dank verpflichtet bin ich meiner Frau. Ohne sie wären große Teile des Buches bis heute ungeschrieben geblieben.

Literaturangaben

Attwood, T.: Ein ganzes Leben mit dem Asperger-Syndrom. 2. Aufl. TRIAS Verlag, Stuttgart (2012).

Blodig, I.: Hochfunktionale Autisten im Beruf. Navigationshilfen durch die Arbeitswelt. Junfermann Verlag, Paderborn (2016).

Boxberger, H.J.: Mit autistischen Merkmalen, Fähigkeiten und Stärken umgehen – ein zusammenfassendes Resümee aus der Innensicht. In: Theunissen, G. (Hrsg.): Autismus verstehen. Außen- und Innensicht. 2., aktualisierte Auflage. Kohlhammer Verlag, Stuttgart (2020), S. 193-205.

Boxberger, H.J.: Kleine Brötchen backen? Als Asperger-Autist in den Tücken des Berufslebens. Von Loeper Literaturverlag, Karlsruhe (2018).

Brauns, A.: Buntschatten und Fledermäuse. Mein Leben in einer anderen Welt. Goldmann Verlag, München (2002).

Busch, W.: Sämtliche Bildergeschichten. Prisma Verlag, Gütersloh (1985).

Carstensen, K.: Das Asperger-Syndrom. Sexualität, Partnerschaft und Elternsein. Books on Demand, Norderstedt (2009).

Dalferth, M.: Stichwort „Arbeit". In: Theunissen, G.; Kulig, W.; Leuchte, V.; Paetz, H. et al. (Hrsg.): Handlexikon Autismus Spektrum: Schlüsselbegriffe aus Forschung, Theorie, Praxis und Betroffenen-Sicht. Kohlhammer Verlag, Stuttgart (2015), S. 29-33.

Daniels, E.: Geliebter Fremder. Wie Frauen ihren Asperger-Mann lieben und verstehen. TRIAS Verlag, Stuttgart (2015).

Dickinson, B.: Bruce Dickinson. Die Autobiografie. Wilhelm Heyne Verlag, München (2018).

Ecco, U.: Die Insel des vorigen Tages. Carl Hanser Verlag, München (1995).

Fontane, T.: Der Stechlin. Aufbau-Verlag, Berlin und Weimar (1984).

Frith, U.: Autismus. Eine sehr kurze Einführung. Hans Huber Verlag, Bern (2013).

Hartl, M.: Emotionen und affektives Erleben bei Menschen mit Autismus. VS Verlag für Sozialwissenschaften | Springer Fachmedien Wiesbaden GmbH, Wiesbaden (2010) S. 148.

Höhn, B.: Auf dem Weg zu mir selbst. Innenansichten eines autistischen Menschen. Edition Freiberg, Dresden (2017).

Hübner, M.: Autismus auf dem ersten, zweiten und dem stereotypen Arbeitsmarkt. N#mmer-Magazin 2 (2015), S. 40-48.

Kamp-Becker, I. & Bölte, S.: Autismus. Ernst Reinhardt Verlag, München (2011).

Kofler B.: Pentatonik für E-Gitarre. Books on Demand, Norderstedt (2019).

Kohl, E.; Seng, H.; Gatti, T. (Hrsg.): Typisch untypisch. Berufsbiografien von Asperger-Autisten. Individuelle Wege und Erfahrungen. Kohlhammer Verlag, Stuttgart (2017).

Kraus, J.: Wilhelm Busch. Rowohlt Taschenbuch, Verlag Hamburg, 15. Auflage (2001).

Lache, L.: Sexualität und Autismus. Die Bedeutung von Kommunikation und Sprache für die sexuelle Entwicklung. Psychosozial-Verlag, Gießen (2016).
Lahmann, H.: Im Labyrinth. Edition Sächsische Zeitung, Dresden (2007).
Lehmann, H.: Die Truhen des Arcimboldo. Aufbau Taschenbuch Verlag, Berlin (2000).
Linke, D.: Nicht normal, aber das richtig gut. Mein wunderbares Leben mit Autismus und ADHS: Berlin Verlag (2015).
Mehrabian, A.: Decoding of inconsistent communications. Journal of Personality and Social Psychology 6, S. 109-114 (1967a).
Mehrabian, A.: Inference of attitudes from nonverbal communication in two channels. Journal of Consulting Psychology 31, S. 248-252 (1967b).
Meyer, T.: Das Leben – Ein Flickenteppich. Berliner Republik; Das Debattenmagazin 5 (2001). http://www.b-republik.de/archiv/das-leben-ein-flickenteppich (26.11.2020).
Osthoff, R.: Sexuelle Sprache und Kommunikation. In: Schmidt R.-B. & Sielert U. (Hrsg.): Handbuch Sexualpädagogik und sexuelle Bildung. Juventa Verlag, Weinheim und München (2008), S. 99-114.
Preißmann, C.: Asperger. Leben in zwei Welten. TRIAS Verlag, Stuttgart (2013).
Riedel, A: Stichwort „Sprachbesonderheiten". In: Theunissen, G.; Kulig, W.; Leuchte, V.; Paetz, H. (Hrsg.): Handlexikon Autismus-Spektrum. Kohlhammer Verlag, Stuttgart (2015), S. 350-353.
Rogers, S. et al.: Evidence-Based Interventions for Language Development in Young Children with Autism. In: Charman T. & Stone W. (Eds.): Social & Communication Development in Autism Spectrum Disorders: Early Intervention, Diagnosis, & Intervention. (S. 143-179). Guilford Press, New York (2006).
Rössler, G.: Akt. Edition Braus, Heidelberg (1998).
Romberg, J.: Schmidt, und wie er die Welt sieht. GEO 3, Gruner + Jahr, Hamburg (2010), S. 99-111.
Rupprecht, J.: Was steckt hinter der 7-38-55-Regel? https://www.julia-training.com/blog/2017/3/26/was-steckt-hinter-der-7-38-55-regel (25.08.2020).
Schlenther, U.: Im Reiche Eldorados. Eine Kulturgeschichte der Indianer in Kolumbien. Urania Verlag, Leipzig (1971).
Schmidt, P.: Ein Kaktus zum Valentinstag. Ein Autist und die Liebe. Patmos Verlag, Ostfildern (2012).
Schmidt, P.: Kein Anschluss unter diesem Kollegen. Ein Autist im Job. Patmos Verlag, Ostfildern (2014).
Schmidt, P.: Stichwort „Beziehungsstörungen". In: Theunissen, G.; Kulig, W.; Leuchte, V.; Paetz, H. (Hrsg.): Handlexikon Autismus-Spektrum. Kohlhammer Verlag Stuttgart (2015), S. 78f.
Schulz, P. T.: ein immerwährender Kalender. DuMont Buchverlag, Köln (1992).
Schuster, N.: Ein guter Tag ist ein Tag mit Wirsing. Das Asperger-Syndrom aus der Sicht einer Betroffenen. Weidler Buchverlag, Berlin (2007).
Schuster, N.: Stichwort „Körpergefühl". In: Theunissen, G.; Kulig, W.; Leuchte, V.; Paetz, H. (Hrsg.): Handlexikon Autismus-Spektrum. Kohlhammer Verlag, Stuttgart (2015), S. 224f.

Seng, H.: Im Spiegel der Autismusforschung. Behindertenpädagogik 3/2010. Psychosozialverlag, Gießen (2010).

Seng, H.: Stichwort „Empathie“. In: Theunissen, G.; Kulig, W.; Leuchte, V.; Paetz, H. (Hrsg.): Handlexikon Autismus-Spektrum. Kohlhammer Verlag, Stuttgart (2015), S. 116f.

Seng, H.: Zu den Schwierigkeiten, typische soziale Interaktionen zu verstehen und mit anderen Personen zu interagieren. In: Theunissen, G. (Hrsg.): Autismus verstehen. Außen- und Innensicht. Kohlhammer Verlag, Stuttgart (2020), S. 183-205.

Smith, A.: The Empathy Imbalance Hypothesis of Autism: A Theoretical Approach to Cognitive and Emotional Empathy in Autistic Development. In: The Psychological Record, Vol. 59, 2009, S. 480-510.

Sünkel, U.: Autismus-Spektrum-Störungen und die Arbeitswelt. In: Tebartz van Elst, L. (Hrsg.): das Asperger-Syndrom im Erwachsenenalter. Medizinisch Wissenschaftliche Verlagsgesellschaft, Berlin (2013), S. 341-356.

Tebartz van Elst, L.: Autismus und ADHS. Zwischen Normvariante, Persönlichkeitsstörung und neuropsychiatrischer Krankheit. Kohlhammer Verlag, Stuttgart (2016).

Tebartz van Elst, L. in: Boxberger, H.J.: Kleine Brötchen backen? Als Asperger-Autist in den Tücken des Berufslebens. Von Loeper Literaturverlag, Karlsruhe (2018), S. 7-12.

Theunissen, G.; Kulig, W.; Leuchte, V.; Paetz, H. (Hrsg.): Handlexikon Autismus-Spektrum. Kohlhammer Verlag, Stuttgart (2015).

Theunissen, G. (Hrsg.): Autismus verstehen. 2., aktualisierte Auflage. Kohlhammer Verlag, Stuttgart (2020).

Tukur, U.: Der Ursprung der Welt. S. Fischer Verlag, Frankfurt/Main (2019).

Turgenjew, I.: Erste Liebe. Philipp Reclam, Stuttgart (1976).

Vero, G.: Autismus – (m)eine andere Wahrnehmung. FeedARead.com Publishing (2014).

Williams, D.: Ich könnte verschwinden, wenn du mich berührst. Hoffmann und Campe Verlag, Hamburg (1994).

Autismus

Studien, Materialien und Quellen

1. Brigitte Able / Ruth-Tatjana Köngeter: Die Ohren öffnen für eine andere Welt. *Autismus und die Möglichkeiten eines Hörtrainings*
   ISBN 3-89693-183-0 • 222 Seiten • 9 Abb. • € 20,50
2. Gesine Goßlau: Förderung der Kommunikationsfähigkeit am Beispiel eines Kindes mit autistischer Behinderung
   ISBN 3-89693-188-1 • 106 Seiten • € 15,50
3. Berit Hansen: Menschen mit Autismus als Subjekte verstehen. *"Gestützte Gespräche" mit Birger Sellin*
   ISBN 3-89693-192-X • 186 Seiten • 4 Abb. • € 17,90
4. Dietmar Zöller: Gestützte Kommunikation (FC): Pro und Contra. *Diskussion aus der Sicht eines Betroffenen*
   ISBN 3-89693-198-9 • 208 Seiten • 4 Abb. • € 19,90
5. Brita Schirmer: Autismus in Berlin. *Ein Handbuch und Ratgeber mit Beiträgen zahlreicher Fachleute*
   ISBN 3-89693-201-2 • 254 Seiten • 18 Abb. • € 24,80
6. Nikolai Diligenski: Worte durchbrechen das Schweigen. *Ein russischer Autist berichtet über sich und seine Welt* [Übersetzung aus dem Russischen von Tatjana Langstein-Soljus und Rainer Langstein]
   ISBN 3-89693-224-1 • 96 Seiten • 14 Abb. • Ebr. • € 14,90
7. Monika Lang / Arno Koch (Hrsg.): Gestützte Kommunikation – gestütztes Handeln. *Fachtagung vom 16. März 2002 an der Justus-Liebig-Universität Gießen*
   ISBN 3-89693-225-X • 108 Seiten • 14 Abb. • € 14,90
8. Dietmar Zöller: Autismus und Lernen. *Erfahrungen mit unterschiedlichen Förder- und Lernstrategien*
   ISBN 3-89693-239-X • 149 Seiten • 74 Abb. • € 16,90
9. Dominique Blickenstorfer: MEINE WELT – DEINE WELT. *Meine Lebensgeschichte mit Asperger-Syndrom und Hochbegabung*
   ISBN 3-89693-243-8 • 110 Seiten • € 15,50
10. Sylvi Santalahti: Leben mit high-functioning-autism. *Eine finnische Mutter berichtet*
    ISBN 3-89693-248-9 • 112 Seiten • 7 Fotos • € 15,50
11. Melanie Matzies: Applied Behavior Analysis. *(Früh-)Förderung bei Autismus unter besonderer Berücksichtigung der Verhaltenstherapie nach O. Ivar Lovaas*
    ISBN 3-89693-406-6 • 180 Seiten • € 19,90

---

12. vds Brandenburg (Hrsg.): Autismus und herausforderndes Verhalten. *Fachtagung der AG Autismus im vds Brandenburg*
ISBN 3-89693-420-1 • 112 Seiten • 5 Fotos • € 15,50

13. Claire Molnár: Applied Behavior Analysis und die Frage nach Selbstbestimmung
ISBN 3-89693-439-2 • 125 S. • 8 Abb. • 1 CD • € 19,90

14. Christine Preißmann: ... und dass jeden Tag Weihnachten wär'. *Wünsche und Gedanken einer jungen Frau mit Asperger-Syndrom*
ISBN 3-89693-446-5 • 119 Seiten • € 15,50

15. Dietmar Zöller (Hrsg.): Autismus und Alter. *Was autistische Menschen, ihre Angehörigen, Menschen, die mit ihnen arbeiten und Verbände zu diesem Thema zu sagen haben*
ISBN 3-89693-472-4 • 194 Seiten • € 19,90

16. Ute Osterwalder: ASSIA. *Ein ganz* normales *Mädchen*
ISBN 3-89693-475-9 • 119 Seiten • 51 Abb. • € 15,50

17. Nicole Schuster: Ein guter Tag ist ein Tag mit Wirsing. *Das Asperger-Syndrom aus der Sicht einer Betroffenen*
ISBN 978-3-89693-483-3 • 335 Seiten • € 34,00

18. Dietmar Zöller: Ich wollte, dass wir uns verstehen. *Briefe, Tagebücher, Berichte über Reisen (1993-2008)*
ISBN 978-3-89693-544-1 • 412 Seiten • 11 Abb. • € 42,00

19. Kristina Gellert: Persönliches Budget und Autismus. *Ansprüche, Erfahrungen, Hoffnungen und Ängste*
ISBN 978-3-89693-549-6 • 148 Seiten • 3 Abb. • € 19,90 / SFr 34,90

20. Aspies e.V. (Hrsg.): Risse im Universum
ISBN 978-3-89693-274-7 • 226 Seiten • € 24,80

21. Klaus-Jürgen Neumärker: „... der Wirklichkeit abgewandt". *Eine Wissenschafts- und Kulturgeschichte des Autismus*
ISBN 978-3-89693-280-8 • 300 Seiten • 41 Abb. • € 32,00

22. Monika Wend-Erdel: Die Finanzierungssituation evidenzbasierter Fördermaßnahmen für autistische Kinder
ISBN 978-3-89693-295-2 • 145 Seiten • 12 Abb. • € 21,90

23. Dietmar Zöller: Nichts geht automatisch. *Autistische Verhaltensweisen verstehen lernen*
ISBN 978-3-89693-556-4 • 146 Seiten • 1 Abb. • € 21,90

24. Beata Urbaniak / Brita Schirmer: Die Frühförderung von Kindern mit Autismus-Spektrum-Störung
ISBN 978-3-89693-579-3 • 293 Seiten • 81 Abb. • € 32,00

25. AK_Hevonen: Offenes Herz & Schachteldenken. *The Autistic Art of Life*
ISBN 978-3-89693-581-6 • 342 Seiten • € 34,00

26. Brita Schirmer (Hrsg.): Buchstäblich und wort-wörtlich, oder: Die Welt der hochgeklappten Gehsteige. *Konkretismus in Psychologie, Psychopathologie und Psycholinguistik mit besonderer Berücksichtigung von Autismus-Spektrums-Störungen*
ISBN 978-3-89693-592-2 • 220 Seiten • 10 Abb. • € 26,00

27. Tory Kemper: Mo & Tory. *Geheimnis Autismus – Des Rätsels Lösung?*
ISBN 978-3-89693-613-4 • 128 Seiten • € 17,00

28. Sarah Flade: Kunst von Menschen im Autismus-Spektrum
ISBN 978-3-89693-617-2 • 187 Seiten • 30 Abb. • € 24,00

29. Monika Lang (Hrsg.): MAASarbeit. *Barrierefreiheit auf dem Weg in die Arbeitswelt für Menschen aus dem Autismusspektrum*
ISBN 978-3-89693-634-9 • 133 Seiten • 9 Abb. • 1 CD • € 21,90

30. Brita Peterson: BRITA – die STEINZEITfrau. *Eine Autistin irrt durch eine fremde Welt*
ISBN 978-3-89693-649-3 • 251 Seiten • 11 Abb. • € 28,90

31. Tito Rajarshi Mukhopadhyay: Wie soll ich sprechen, wenn sich meine Lippen nicht bewegen? *Aus dem Innersten meines autistischen Wesens* (Aus dem amerikanischen Englisch übersetzt von Dietmar Zöller; Originaltitel: How Can I Talk If My Lips Don't Move?)
ISBN 978-3-89693-671-4 • 256 Seiten • € 31,90

32. Anke Lüth: Zauberhafte Lehrlinge. *Meine Schüler im Autismus-Spektrum und ein ganz normales Schuljahr*
ISBN 978-3-89693-686-8 • 114 Seiten • € 19,00